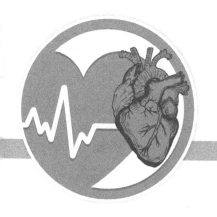

SHIYONG
XINXUEGUAN NEIKE
ZHANGZHONGBAO

（第三版）

实用心血管内科掌中宝

王 东　王 娟　郭义山　主编

U0376283

化学工业出版社

·北京·

内容简介

本书内容以医生临床工作中常用、常查的诊疗知识为主，内容实用、全面、简明。本书再版参照了新发布的各种诊疗指南和诊疗进展，结合国内临床诊疗实际情况。内容包括心力衰竭、冠心病、心律失常、猝死与心肺复苏、高血压、血脂异常、感染性心内膜炎、心脏瓣膜病、心肌疾病、心包疾病、血管性疾病、其他系统相关性疾病、心血管综合征等常见病的诊断及治疗，还包括心血管基础、X线影像读片、常用临床操作、常用检查正常值等内容。本书适合心血管专业临床医师、内科医师、全科医师及实习医师参考阅读。

图书在版编目（CIP）数据

实用心血管内科掌中宝/王东，王娟，郭义山主编．—3版．—北京：化学工业出版社，2022.5（2024.10重印）
ISBN 978-7-122-40886-0

Ⅰ.①实…　Ⅱ.①王…②王…③郭…　Ⅲ.①心脏血管疾病-诊疗　Ⅳ.①R54

中国版本图书馆 CIP 数据核字（2022）第 034873 号

责任编辑：赵兰江　　　　　文字编辑：翟　珂　陈小滔
责任校对：杜杏然　　　　　装帧设计：张　辉

出版发行：化学工业出版社
　　　　　（北京市东城区青年湖南街 13 号　邮政编码 100011）
印　　装：北京盛通数码印刷有限公司
710mm×1000mm　1/32　印张 11¼　字数 193 千字
2024 年 10 月北京第 3 版第 2 次印刷

购书咨询：010-64518888　　　售后服务：010-64518899
网　　址：http://www.cip.com.cn
凡购买本书，如有缺损质量问题，本社销售中心负责调换。

定　　价：39.00 元　　　　　　　　　版权所有　违者必究

作者名单页

主　　编	王　东	王　娟	郭义山	
副主编	赵延超	乔令艳	郭小朋	张冠兆
	黄大奇	李　磊		
编　者	王　东	王　娟	石斗飞	乔令艳
	郭义山	郭小朋	张　贝	赵延超
	张冠兆	黄大奇	李　磊	

前　言

近年来，由于相关基础学科的飞速发展，心血管疾病发病机制和治疗等方面的研究也取得了迅速发展。新诊断技术的临床应用，治疗理念的不断更新，治疗方法的不断改进，介入心脏病学的迅猛发展，对心血管内科临床医师的诊断和治疗水平提出了更高的要求。为帮助刚进入临床的年轻医师们尽快建立正确的临床思维，熟悉、掌握和应用新的诊疗技术，适应和胜任临床工作，我们组织了富有临床、教学经验的临床医师编写了这本参考书。

本书对心血管系统常见疾病、常见症状进行了详细阐述，对血脂异常、心血管综合征以及其他系统相关疾病也做了简要介绍。本书参阅国内外最新诊疗指南及进展，结合国内临床诊疗实际情况，重点阐述疾病诊断思路及治疗策略。同时对心血管疾病影像学表现、常用诊疗技术和化验参考指标也进行了归纳和描述。

鉴于临床工作较强的实践性，病情的复杂多变性，建议临床医师参考本书时，请结合患者的具体情况及所处医院的诊疗条件，采用个体化原则，因地制宜、因人而异地开展工作。

本书力求内容实用、阐述简明准确，但因编者水平有限，时间仓促，疏漏不足之处在所难免，恳请读者和专家学者批评指正。

编者
2021 年 11 月

目 录

第一章 心血管基础

第一节 常见症状

一、胸痛

1. 定义 胸痛主要是指胸前区的疼痛和不适感，患者常主诉闷痛、紧缩感、烧灼感、针刺样痛、压榨感、撕裂样痛、刀割样痛等，以及一些难以描述的症状。胸痛的部位一般指从颈部到胸廓下端的范围，有时可放射至颌面部、牙齿和咽喉部、肩背部、双上肢或上腹部。胸痛的性质、加重或诱发因素、发作形式、持续时间、部位及放射部位常具有一定的特征性。

2. 胸痛的分类和常见病因 见表1-1。

表1-1 胸痛的分类和常见病因

分类	常见病因
致命性胸痛	
心源性	急性冠脉综合征、主动脉夹层、心脏压塞、心脏挤压伤（冲击伤）、急性肺栓塞等
非心源性	张力性气胸
非致命性胸痛	

续表

分类	常见病因
心源性	稳定性心绞痛、急性心包炎、心肌炎、肥厚性梗阻型心肌病、应激性心肌病、主动脉瓣疾病、二尖瓣脱垂等
非心源性	
胸壁疾病	肋软骨炎、肋间神经炎、带状疱疹、急性皮炎、皮下蜂窝织炎、肌炎、肋骨骨折、血液系统疾病所致骨痛（急性白血病、多发性骨髓瘤）等
呼吸系统疾病	肺动脉高压、胸膜炎、自发性气胸、肺炎、急性气管-支气管炎、胸膜肿瘤、肺癌等
消化系统疾病	胃食管反流病（包括反流性食管炎）、食管痉挛、食管裂孔疝、食管癌、急性胰腺炎、胆囊炎、消化性溃疡和穿孔等
心理精神源性	抑郁症、焦虑症、惊恐障碍等
其他	过度通气综合征、颈椎病等

3. 常见胸痛的病因鉴别

（1）稳定型心绞痛：典型的心绞痛位于胸骨后，呈憋闷感、紧缩感、烧灼感或压榨感等，可放射至颈部、颌面部、肩背部、双上肢或上腹部，一般持续数分钟，休息或含服硝酸甘油后3～5min内可缓解。诱发因素包括体力劳动、情绪激动、运动、饱食、寒冷等。

（2）急性冠脉综合征：包括ST段抬高型心肌梗死、非ST段抬高型心肌梗死和不稳定型心绞痛。后两者统称为非ST段抬高型急性冠脉综合征，患者胸痛持续时间更长，程度更重，发作更频繁，或在静息时发作，硝酸甘油治疗效果不佳，可伴有大汗、呼吸困难等表现。高龄、糖尿病等患者症状可不典型。下壁心肌梗死可出现心动过缓、低血压、晕厥等表现，消化道症状多见。心肌梗死严重者可出现心力衰竭、心律失常及休克等表现。心动过缓、房室传导阻滞多见于下壁心肌梗死。

（3）急性心包炎：一般为稳定的、挤压性的胸骨后疼痛，常常伴有胸膜炎表现。咳嗽、深吸气、仰卧可使疼痛加重；而坐起则使疼痛减轻。部分可闻及心包摩擦音。

（4）主动脉夹层：约半数主动脉夹层由高血压引起，为骤然发生的剧烈胸痛，多为"撕裂样"或"刀割样"难以忍受的持续性锐痛，可伴休克表现。胸痛的部位、伴随症状及体征与夹层的起源和累及部位相关，表现复杂多样。

（5）肺栓塞：以肺血栓栓塞症最常见，下肢深静脉血栓是主要来源。呼吸困难及气促是最常见症状，还可表现为胸痛（多为胸膜炎性胸痛）、咯血、烦躁不安、甚至濒死感等；晕厥或意识丧失可以是首发或唯一症状；呼吸急促是最常见体征，可伴发绀、低热。大面积肺栓塞以低血压和休克为主要表现。

（6）神经精神性胸痛：又称心血管神经症。胸痛常无固定部位，但多位于心前区，心尖部，左乳房下区，呈针刺痛或刀割样痛，持续数秒至数小时，亦可持续性闷痛，发病常与精神因素有关，而与体力活动无关，可伴有心悸、胸闷、气短，叹气样呼吸后便感舒适。同时患者有头痛、头晕、焦虑、失眠、多梦、易激动、倦怠、心动过速等症状。心电图及实验室检查多数无异常。

（7）胸膜炎：主要由炎症引起，其次为肿瘤和气胸。通常为单侧的、刀割样浅表痛。咳嗽和吸气可使疼痛加重。

二、呼吸困难

1. 定义　呼吸困难是指患者主观感到空气不足、呼吸费力，客观上表现为呼吸运动用力，严重时可出现张口呼吸、鼻翼扇动、端坐呼吸，甚至发绀、呼吸辅助肌参与呼吸运动，并且可有呼吸频率、深度、节律的改变。

2. 常见呼吸系统疾病

（1）气道阻塞：如喉、气管、支气管的炎症、水肿，肿瘤或异物所致的狭窄或阻塞及支气管哮喘、慢性阻塞性肺疾病等。

（2）肺脏疾病：如肺炎、肺脓肿、肺结核、肺不张、肺淤血、肺水肿、弥漫性肺间质疾病、细支气管肺泡癌等。

（3）胸壁、胸廓、胸膜腔疾病：如胸壁炎症、严重胸廓畸形、胸腔积液、气胸、广泛胸膜粘连、结核、外伤等。

（4）神经肌肉疾病：如脊髓灰质炎病变累及颈髓、急性多发性神经根神经炎和重症肌无力累及呼吸肌，药物导致呼吸肌麻痹等。

(5) 膈肌运动障碍：如膈肌麻痹、大量腹腔积液、腹腔巨大肿瘤、胃扩张和妊娠末期。

3. 常见循环系统疾病 常见各种原因所致的左心和（或）右心衰竭、心脏压塞、肺栓塞和原发性肺动脉高压等。心源性呼吸困难的特点为劳累时发生或加重，休息时缓解或减轻；卧位时加重，坐位时减轻，故常迫使患者采取端坐体位。

4. 中毒 如尿毒症、糖尿病酮症酸中毒、吗啡中毒、有机磷农药中毒、氰化物中毒、亚硝酸盐中毒和急性一氧化碳中毒等。

5. 血液病 如重度贫血、高铁血红蛋白血症和硫化血红蛋白血症等。

6. 神经精神因素 如颅脑外伤、脑出血、脑肿瘤、脑炎、脑膜炎、脑脓肿等颅脑疾病引起呼吸中枢功能障碍和精神因素所致的呼吸困难，如焦虑症、癔症等。

三、心悸

1. 定义 心悸是一种自觉心脏跳动的不适感或心慌感。当心率加快时感到心脏跳动不适，心率缓慢时则感到搏动有力。

2. 心律失常 心动过速、心动过缓或其他心律失常，均可出现心悸。

（1）心动过速：各种原因引起的窦性心动过速、阵发性室上性或室性心动过速等，均可引起心悸，特别是突然发生者。

（2）心动过缓：如病态窦房结综合征、房室交界性逸搏心律、室性逸搏心律、高度及三度房室传导阻滞以及迷走神经紧张度过高等，由于心率缓慢，舒张期延长，心室充盈度增加，心搏强而有力，引起心悸，特别多见于心率突然转慢之时。

（3）其他心律失常：如期前收缩、心房扑动或颤动等，由于心脏跳动不规则或有一段间歇，使患者感到心悸，甚至有停跳感觉。

3. 心脏搏动增强

（1）生理性原因：健康人在剧烈运动或精神过度紧张时；饮酒、饮浓茶或咖啡后；应用某些药物，如肾上腺素、麻黄碱、咖啡因、阿托品、甲状腺片等；妊娠。

（2）病理性原因

① 心室肥大：高血压性脑病、主动脉瓣关闭不全、二尖瓣关闭不全等引起的左心室肥大，心肌收缩力增强。动脉导管未闭、室间隔缺损回流量增多，增加心脏的负荷量，导致心室肥大，也可引起心悸。此外脚气性心脏病，因维生素 B_1 缺乏，周围小动脉扩张，阻力降低，回心血量增多，心脏工作量增加，也可出现心悸。

② 其他疾病：甲状腺功能亢进症，由于基础代谢与交感神经兴奋性增高，导致心率加快、搏动增强；贫血，贫血时血液携氧量减少，器官及组织缺氧，机体为保证氧的供应，通过增加心率，提高心排血量来代偿，心率加快导致心悸，其中以急性失血时心悸最为明显；发热，此时基础代谢率增高，心率加快、心排血量增加，也可引起心悸；低血糖症、嗜铬细胞瘤，肾上腺素释放增多，心率加快，搏动增强，也可发生心悸。

4. 心力衰竭　各种原因引起的心力衰竭均可出现心悸。

5. 心脏神经官能症　是由自主神经功能失调引起，心脏本身并无器质性病变，多见于青年女性，临床表现除心悸外尚常有心率加快、心前区或心尖部隐痛，以及疲乏、失眠、头晕、头痛、耳鸣、记忆力减退等神经衰弱表现，且在焦虑、情绪激动等情况下更易发生。

6. 其他　心力衰竭、β-受体亢进综合征、更年期综合征、胸腔大量积液、高原病、胆心综合征等。

四、晕厥

晕厥（Syncope）是指一过性广泛脑供血不足所致的突然短暂的意识丧失状态。发作时患者因肌张力消失不能保持正常姿势而倒地，一般为突然发作，迅速发作，很少有后遗症。常见晕厥原因如下。

1. 血管舒缩障碍　常见于单纯性晕厥（血管迷走性晕厥、血管减压性晕厥）、直立性低血压性晕厥、颈动脉窦性晕厥、排尿性晕厥、吞咽性晕厥、咳嗽性晕厥及疼痛性晕厥等。

2. 心源性晕厥　见于严重心律失常、心脏排血受阻、心肌缺血及心力衰竭等，如阵发性心动过速、阵发性心房颤动、Q-T间期延长综合征、病态窦房结综合征、高度房室传导阻滞、主动脉瓣狭窄、部分先天性心脏病、原发性肥厚型心肌病、左心房黏液瘤、心绞痛与急性心肌梗死等，最严重的为阿-斯综合征。

3. 脑源性晕厥　常见于脑血管疾病，如脑动脉粥样硬化、短暂性脑缺血发作（TIA）、偏头痛、多发性大动脉炎、慢性铅中毒性脑病等。

4. 其他原因　如通气过度综合征，低血糖，重症贫血，哭泣性晕厥及高原晕厥等。

上述四类晕厥中，以单纯性晕厥最为常见，而心律失常所致的晕厥最为严重。

五、水肿

水肿是指人体组织间隙有过多的液体集聚使组织肿胀。水肿可分为全身性与局部性。当液体在体内组织间隙呈弥漫性分布时为全身性水肿（常为凹陷性）；液体积聚在局部组织间隙时为局部水肿。

1. 局部性水肿

（1）局部炎症：常伴有患病部位潮红、灼热及疼痛。如蜂窝织炎、疖肿、痈等。

（2）局部静脉回流受阻：如上腔静脉出口受到纵隔肿瘤、肿大淋巴结等压迫时，引起头颈部、两上肢及上胸部水肿，称为上腔静脉综合征；当下腔静脉由于狭窄或腹腔内肿块压迫时，引起下肢、会阴部水肿，称为下腔静脉综合征。静脉曲张、静脉血栓和血栓性静脉炎。

（3）淋巴回流受阻：如丝虫病引起的下肢及阴囊皮下纤维组织增厚，皮肤粗糙、变硬，称为象皮肿。非特异性淋巴结炎、淋巴结切除后等。

（4）血管神经性水肿：属于变态反应疾病。其特征为突然发生，水肿部位的皮肤呈苍白色，硬而有弹性，无疼痛，多见于面、舌、唇部。

（5）其他：神经源性水肿、局部黏液性水肿。

2. 全身性水肿

（1）心源性水肿：见于右心功能不全、渗出性或缩窄性心包炎。其发生机制是有效血循环量减少，肾血流量减少，继发性醛固酮增多，引起钠、水潴留以及静脉压增高导致毛细血管静脉端静水压增高，由组织间液回吸收减少所致。特征是水肿首先发生在身体的最低部位，以后延及全身，其水肿部位可随体位的变化而改变，水肿比较结实，移动性小，发展较缓慢。

（2）肾源性水肿：见于肾炎和肾病综合征。其发生机制前者主要是毛细血管通透性增高与钠、水潴留；后者主要是由于大量蛋白丢失所致低蛋白血症及继发性醛固酮增多引起的钠、水潴留所致。特征是水肿从眼睑、颜面部开始而迅速延及全身，水肿软而移动性大。

（3）肝源性水肿：见于肝硬化失代偿期。其发生机制主要为门静脉压力增高、肝静脉血流受阻导致肝淋巴液漏出增加及回流障碍、血清白蛋白减少、继发性醛固酮增多、抗利尿激素增多及利钠因子活性降低等。特征是主要表现为腹水，其水肿也可首先出现在踝部，逐渐向上蔓延，但上肢常无水肿。

（4）营养不良性水肿：见于各种慢性消耗性疾病、胃肠吸收功能不良、长期营养缺乏、重度烧伤等。其发生机制主要是由于低蛋白血症导致血浆胶体渗透压降低所致。特征是水肿发生前常有消瘦，水肿从下肢开始逐渐蔓延至全身。

（5）其他

① 内分泌代谢疾病所致水肿：黏液性水肿常在颜面及下肢出现，特征为非凹陷性、移动性差，此系水肿液中蛋白含量较高之故；甲状腺功能亢进导致凹陷性水肿及局限性黏液性水肿；原发性醛固酮增多症、库欣综合征、腺垂体功能减退症及糖尿病均可导致水肿。

② 药物性水肿：可见于应用肾上腺皮质激素、雌激

素、胰岛素、甘草、某些抗生素、解热止痛药、钙拮抗剂等制剂时，停药后则水肿可消退。

③ 经前期紧张综合征：在月经前 7～14 日出现，月经后水肿消退，呈周期性。

④ 特发性水肿：常出现在身体的下垂部位，多见于妇女，可能与内分泌功能失调及直立体位的反应异常有关，立卧位水试验有助于诊断。

⑤ 还有妊娠性水肿、结缔组织病水肿、变态反应性水肿、功能性水肿（高温、老年、肥胖、旅行、久坐）等。

六、发绀

发绀是指血液中还原血红蛋白增多使皮肤和黏膜呈青紫色改变的一种表现，也称紫绀。常发生在皮肤较薄、色素较少和毛细血管较丰富的部位，如口唇、指（趾）甲床等。

1. 中心性发绀

（1）特点：发绀为全身性，除颜面及四肢外，也累及躯干，但受累部位的皮肤是温暖的。

（2）病因

① 肺性发绀：常见于各种严重的呼吸系统疾病，如喉、气管、支气管的阻塞，肺炎、慢性阻塞性肺疾病、弥漫性肺间质纤维化、肺淤血、肺水肿、急性呼吸窘迫综合

征、肺栓塞、原发性肺动脉高压等。

② 心源性混合型发绀：常见于发绀性先天性心脏病，如 Fallot 四联症等。

2. 周围性发绀

（1）特点：发绀常出现于肢体末端与下垂部位。受累部位的皮肤是冷的，但若给予按摩或加温，使皮肤转暖，发绀可消退。

（2）病因

① 淤血性周围性发绀：常见于引起体循环淤血、周围血流缓慢的疾病，如右心衰竭、渗出性心包炎、心脏压塞、缩窄型心包炎、血栓性静脉炎、上腔静脉阻塞综合征、下肢静脉曲张等。

② 缺血性周围性发绀：常见于引起心排血量减少和局部血流障碍性疾病，如严重休克、血栓闭塞性脉管炎、肢体动脉痉挛症、肢端发绀症、冷球蛋白血症等。

3. 混合性发绀：中心性发绀与周围性发绀同时存在。

第二节　心血管体征

一、心律异常

（1）窦性心律不齐指吸气时心率增快，呼气时减慢，一般无临床意义。

（2）期前收缩是指在规则心律基础上，突然提前出现一次心跳,其后有一较长间隙。其来源可分为房性、室性、交界性三种期前收缩。

(3)心房颤动心律绝对不规则,第一心音强弱不等和心率快于脉率,称脉搏短绌,常见于二尖瓣狭窄、高血压、冠心病和甲状腺功能亢进,少数原因不明称特发性。

二、心音异常

1. 心音强度的改变 除胸壁厚度、肺含气量多少等心外因素外,影响心音强度的主要因素还有心肌收缩力、心排血量、瓣膜位置的高低、瓣膜的活动性和结构(如人工瓣与瓣环或支架的碰撞)等。

(1)S_1增强:常见于二尖瓣狭窄、高热、贫血、甲状腺功能亢进和完全性房室传导阻滞。

(2)S_1减弱:常见于二尖瓣关闭不全、P-R间期延长、心肌炎、心肌病、心肌梗死和左心衰竭以及主动脉瓣关闭不全。

(3)S_1强弱不等:常见于心房颤动和完全性房室传导阻滞。

(4)S_2增强:常见于高血压、动脉粥样硬化、肺心病、左向右分流的先天性心血管疾病和左心衰竭。

(5)S_2减弱:常见于低血压、主动脉瓣或肺动脉瓣狭窄和关闭不全。

2. 心音性质改变 心肌严重病变时,第一心音失去原有的低钝性质且明显减弱，第二心音也弱，S_1 与 S_2 极相似，可形成"单音律"。当心率增快，收缩期与舒张期时限几乎相等，S_1、S_2 均减弱时，听诊类似钟摆声，又称"钟摆律"或"胎心律"，提示病情严重，如大面积急性心肌梗死和重症心肌炎等。

3. 心音分裂　S_1 或 S_2 的两个主要成分之间的间距延长，导致听诊时闻及其分裂为两个声音既称心音分裂。

(1) S_1 分裂：常见于心室电或机械活动延迟，使三尖瓣关闭明显迟于二尖瓣。电活动延迟见于完全性右束支传导阻滞，机械活动延迟见于肺动脉高压等。

(2) S_2 分裂

① 生理性分裂。

② 通常分裂：如二尖瓣狭窄伴肺动脉高压、肺动脉瓣狭窄、二尖瓣关闭不全、室间隔缺损等。

③ 固定分裂：见于先天性心脏病房间隔缺损。

④ 反常分裂：见于完全性左束支传导阻滞。

三、额外心音

1. 舒张期额外心音

(1) 奔马律：系在 S_2 之后出现的响亮额外音，当心率快时与原有的 S_1、S_2 组成类似马奔跑时的蹄声，故称奔马律，是心肌严重损害的体征。

① 舒张早期奔马律：见于心力衰竭、急性心肌梗死、

重症心肌炎与扩张型心肌病等。

② 舒张晚期奔马律：见于高血压性心脏病、肥厚型心肌病、主动脉瓣狭窄等。

③ 重叠型奔马律：见于心肌病或心力衰竭。

（2）开瓣音：又称二尖瓣开放拍击声，出现于心尖内侧第二心音后 0.05～0.06s，听诊特点为音调高、历时短促而响亮、清脆、呈拍击样。见于二尖瓣狭窄时，舒张早期血液自左房迅速流入左心室时，弹性尚好的瓣叶迅速开放后又突然停止导致瓣叶振动引起拍击样声音。开瓣音的存在可作为二尖瓣瓣叶弹性及活动尚好的间接指标，是二尖瓣分离术适应证的重要参考条件。

（3）心包叩击音：见于缩窄性心包炎者，在 S_2 后约 0.1s 出现的中频、较响而短促的额外心音。为舒张早期心室急速充盈时，由于心包增厚，阻碍心室舒张以致心室在舒张过程中被迫骤然停止导致室壁振动而产生声音，在心尖部和胸骨下段左缘最易闻及。

（4）肿瘤扑落音：见于心房黏液瘤患者，在心尖或其内侧胸骨左缘第 3、4 肋间，在 S_2 后 0.08～0.12s，出现时间较开瓣音晚，声音类似，但音调较低，且随体位改变。为黏液瘤在舒张期随血流进入左室，撞碰房、室壁和瓣膜，瘤蒂柄突然紧张产生振动所致。

2. 收缩期额外心音

（1）收缩早期喷射音：为高频爆裂样声音，高调、短促而清脆，紧接于 S_1 之后 $0.05\sim0.07s$，在心底部听诊最清楚。其产生机制为扩大的肺动脉或主动脉在心室射血时动脉壁振动以及在主、肺动脉阻力增高的情况下，半月瓣瓣叶用力开启或狭窄增厚的瓣叶在开启时突然受限产生振动所致。肺动脉收缩期喷射音在肺动脉瓣区最响，吸气时减弱，可见于肺动脉高压、原发性肺动脉扩张、轻中度肺动脉瓣狭窄、房间隔缺损和室间隔缺损等。主动脉收缩期喷射音在主动脉瓣区听诊最响，可向心尖传导，不受呼吸影响。见于高血压、主动脉瘤、主动脉瓣狭窄、主动脉瓣关闭不全与主动脉缩窄等。

（2）收缩中晚期喀喇音：为高调、短促、清脆如关门落锁的 Ka-Ta 样声音。多数由于二尖瓣在收缩中晚期脱入左房，引起"张帆"样声音。因瓣叶突然紧张或其腱索的突然拉紧所致，临床上称为二尖瓣脱垂。出现在 S_1 后 $0.08s$ 者称为收缩中期喀喇音，$0.08s$ 以上者称为收缩晚期喀喇音。收缩中、晚期喀喇音合并收缩晚期杂音称二尖瓣脱垂综合征。

3. 医源性额外音　主要有人工瓣膜音和人工起搏音两种。

四、心脏杂音

指在心音与额外心音之外，在心脏收缩或舒张过程中的异常声音。

1. 杂音产生的机制　正常血流呈层流状态，在以下情况下可转变为湍流或涡流而冲击心壁、大血管壁、瓣膜、腱索等使之振动而在相应部位产生杂音。

（1）血流加速：血流速度越快，越容易产生涡流，杂音越响。

（2）瓣膜口狭窄：血流通过狭窄的瓣膜口产生湍流而形成杂音。

（3）瓣膜关闭不全：血液返流经过关闭不全的部位会产生漩涡而形成杂音。

（4）异常血流通道：血流经过心腔内或大血管间的异常通道时会形成漩涡而产生杂音。

（5）心腔异常结构：心室内乳头肌、腱索断裂的残端漂浮，扰乱血液层流而产生杂音。

（6）大血管瘤样扩张：血液流经扩张部位时会产生涡流而产生杂音。

2. 杂音的听诊要点

（1）最响部位和传导方向。

（2）在心动周期中的时期。

（3）杂音的性质。

（4）杂音的强度与形态。

（5）体位、呼吸和运动对杂音的影响。

3. 杂音的特点和临床意义

（1）收缩期杂音

① 二尖瓣区：功能性杂音性质柔和、吹风样、2/6级强度以下，时限短，范围局限，常见于运动、发热、贫血、妊娠、甲状腺功能亢进等；器质性杂音性质粗糙、吹风样、3/6级强度以上，时限长并向左腋下传导，主要见于二尖瓣关闭不全。

② 主动脉瓣区：功能性杂音柔和，常有 A_2 亢进，见于高血压、主动脉粥样硬化引起的升主动脉扩张；器质性杂音为典型的喷射性收缩期中期杂音，响亮而粗糙，递增递减型，向颈部传导，常伴有震颤，且 A_2 减弱，多见于主动脉狭窄。

③ 肺动脉瓣区：功能性杂音性质柔和、吹风样、2/6级强度以下，时限短，见于青少年儿童、肺动脉扩张引起的肺动脉瓣相对性狭窄；器质性杂音为典型的喷射性收缩中期杂音，响亮而粗糙，递增递减型，常伴有震颤，且 P_2 减弱，见于肺动脉瓣狭窄。

④ 三尖瓣区：功能性杂音性质柔和、吹风样、3/6级强度以下，吸气时增强，多见于右心室扩大导致的三尖瓣相对关闭不全；器质性杂音罕见，性质粗糙、吹风样、3/6级强度以上，时限长，不向左腋下传导。

（2）舒张期杂音

① 二尖瓣区：功能性杂音主要见于中、重度主动脉瓣关闭不全，导致左心室舒张期容量负荷过高，使二尖瓣处于半关闭状态，呈现相对狭窄而产生杂音，称 Austin

Flint 杂音；器质性杂音局限于心尖区、舒张中晚期、低调隆隆样、递增型，平卧或左侧卧位易闻及，常伴震颤，主要见于二尖瓣狭窄。

② 主动脉瓣区：多见于主动脉瓣关闭不全所致的器质性杂音，舒张早期递减型柔和叹气样，向胸骨左缘和心尖传导，于主动脉瓣第二听诊区、前倾坐位、深吸气后屏气最清楚。

③ 肺动脉瓣区：多见于肺动脉扩张导致的相对性关闭不全所致的功能性杂音，性质柔和、较局限、递减型、吹风样，吸气末增强，并 P_2 亢进，称 Graham Steell 杂音。

④ 三尖瓣区：局限于胸骨左缘第 4、5 肋间，低调隆隆样，深吸气末杂音增强，见于三尖瓣狭窄，极为少见。

（3）连续性杂音：杂音粗糙、响亮似机器转动样，持续于整个收缩期与舒张期，其间不间断，掩盖 S_2，在胸骨左缘第 2 肋间稍外侧闻及，常有震颤，常见于先天性心脏病动脉导管未闭。

五、脉搏异常

1. 脉率　正常人脉率为 60～100 次/分，婴幼儿、儿童较快，年龄＜3 岁的儿童多在 100 次/分以上，老年人较慢。心房颤动或频发期前收缩时，脉率可少于心率，称脉搏短绌。

2. 脉律　　正常人脉律规则，少数可出现窦性心律不齐。心房颤动、期前收缩、房室传导阻滞时，脉律不规则。

3. 紧张度与动脉壁状态　　脉搏的紧张度与血压高低有关。检查时发现桡动脉硬而缺乏弹性似条索状或结节状，提示动脉硬化。

4. 强弱　　脉搏增强且振幅大，称洪脉。见于高热、甲状腺功能亢进、主动脉瓣关闭不全等。脉搏减弱而振幅低，称细脉。见于心力衰竭、主动脉瓣狭窄与休克等。

5. 脉波

(1) 正常脉波：由升支（叩击波）、波峰（潮波）和降支（重搏波）三部分组成。

(2) 水冲脉：脉搏骤起骤落，犹如潮水涨落。见于主动脉瓣关闭不全、甲状腺功能亢进、先天性心血管疾病动脉导管未闭和严重贫血。

(3) 迟脉：升支上升缓慢，波幅低，波顶平宽，降支也慢。见于主动脉瓣狭窄。

(4) 重搏脉：重搏波增大，使一次心搏引起的脉波似2次。见于肥厚型梗阻性心肌病及长期发热使外周血管紧张度降低的患者。

(5) 交替脉：为节律规则而强弱交替的脉搏。常见于高血压心脏病、急性心肌梗死和主动脉瓣关闭不全导致的心力衰竭等。

（6）奇脉：吸气时脉搏减弱，甚至不能扪及，又称"吸停脉"，见于心包压塞或心包缩窄。

（7）无脉：即脉搏消失。见于严重休克及多发性大动脉炎。

第三节　心电图分析

（一）定准电压

注意定准电压，确认 1mV 是否等于 10mm，以免将正常心电图误诊为低电压（1mV＝5mm）或高电压（1mV＝20mm）。并应注意定准电压的方形波四角是否锐利，以评估阻尼是否适当。

（二）心率

应根据 P-P 间期或 R-R 间期测定心率。正常情况下，两者一致，不需分别测定。二度以上房室传导阻滞或房室分离时，心房率与心室率有差别，则应分别测定心房率及心室率。心率可分为以下三类情况。

（1）正常心率：60～100 次/min。

（2）心动过速：心率＞100 次/min。

（3）心动过缓：心率＜60 次/min。

（三）心律

根据 P 波电轴、方向，可以确定其为窦性 P 波（包括起源于心房上部），起源于心房下部及交界区的逆行 P

波。如 P 波不明显，可根据 QRS 波群时间、电轴及形态特点推测其为室上性或室性心律。有时 P 波隐藏于 ST-T 波段内，应注意辨认。应注意心律是否规则，如不规则，应注意其为有规律的不规则，或无规律的不规则。

（四）P-R 间期

正常 P-R 间期 0.12～0.20s。P-R 间期持续性＞0.21s 提示一度房室传导阻滞。P-R 间期＜0.12s，P 电轴正常，可见于预激综合征；P-R 间期＜0.12s，P 波为逆传型，通常反映激动起源于交界区。P-R 间期长短不一，P 波与 QRS 波群无固定时间关系，反映房室分离。

（五）P-R 段

P-R 段是指 P 波终了与 R 波开始之间的一段间距，通常反映 P-Ta 段变化。正常情况下，P-R 段位于等电位线，或轻度压低，如 P-R 段明显压低（＞0.8mm）或抬高反映心房肌损害，可见于心房梗死、急性心包炎。

（六）P 波的电压和时间

P 波电压增高（＞2.5mm）多见于右心房肥大，P 波时间增宽（＞0.11s）多见于左心房肥大。

（七）QRS 时间及形态

正常 QRS 时间≤0.10s，QRS 时间增长（≥0.12s）可见于室内传导阻滞，也可能由于激动起源心室，应加以鉴别。室上性 QRS 波群时间、形态正常；室性 QRS 波群及室内传导阻滞 QRS 波群宽大畸形，且具有一定的特点。

（八）QRS 电压

测定肢体导联和胸导联 QRS 电压，注意有无高电压（符合左心室肥大或右心室肥大）或低电压。胸壁菲薄的健康青年人可出现左胸导联或右胸导联 QRS 高电压，应与左心室肥大或右心室肥大进行鉴别。QRS 低电压可见于肥胖患者，但更多见于病理情况，如心包积液、黏液性水肿、肺气肿或弥漫性心肌病变。

（九）QRS 电轴

测定额面 QRS 电轴。通过目测可以确定 QRS 电轴是否在正常范围、异常右偏（＋100°以右）或显著左偏（－30°以左）。

（十）胸导联 R 波递增情况

正常情况下，$V_1 \sim V_6$ 导联 R 波逐导增大，如 R 波递增不良或逆向递增多属病理情况，除见于前壁心肌梗死外，还可见于左束支传导阻滞、左心室肥大或慢性肺气肿等。

（十一）异常 Q 波

Q 波时间＞30ms、深度＞0.1mV 的波称为异常 Q 波。异常 Q 波（包括 QS 型）多见于心肌梗死，但也可见于一些非梗死疾病如肥厚型心肌病、心室肥大、左束支传导阻滞或左前分支传导阻滞等，有时还可见于正常变异，应注意鉴别。

（十二）ST 段

注意 ST 段有无偏移。正常情况下，除Ⅲ导联外，ST 段压低不应＞0.5mm，肢体导联 ST 段抬高可达 1mm，右胸导联的 ST 段抬高有时可达 3mm，不要误认为病理情况。

（十三）T 波

注意 T 波的振幅及极性。在 R 波占优势的导联（如Ⅰ、Ⅱ、$V_4 \sim V_6$）出现 T 波低平、倒置多属异常情况。对 T 波增高的评估应持审慎态度。正常人胸导联的 T 波有时高达 10mm。对 T 波增高者应注意有无临床症状及某些病因如高血钾、心肌缺血等，ST 段有无偏移和 T 波增高的形态。

（十四）Q-T 间期

Q-T 间期延长可为电解质紊乱（低血钾、低血钙）、药物作用（如奎尼丁）和心肌缺血的诊断线索。青少年不明原因的昏厥伴 Q-T 间期延长提示特发性长 Q-T 综合征。服用奎尼丁等药物前，应仔细测定 Q-T 间期，如已有 Q-T 间期延长，应避免服用。短 Q-T 间期见于高血钙和洋地黄作用、短 QT 综合征。

（十五）U 波

不要忽略对 U 波的观察。U 波增高（高于 T 波）和胸导联 U 波倒置均有较大的诊断价值。

（十六）QT 间期离散度（QTd）测定

对 Q-T 间期明显延长者，应测定 QTd，以协助判断其临床意义。

第四节 负荷心电图检查

（一）试验原理

正常人在运动时心率增快，心肌耗氧量增加，冠状动脉供血增加 3～5 倍，心肌氧供与氧需平衡，不发生心肌缺血。冠心病患者由于冠状动脉粥样硬化狭窄，扩张受限，运动时心肌耗氧量增加，狭窄的冠状动脉不能相应扩张，导致心肌的氧供与氧需失衡，结果发生心肌缺血。

（二）适应证

活动平板运动试验的适应证如下。

（1）对不典型胸痛或可疑冠心病患者进行鉴别诊断。

（2）了解已知冠心患者药物治疗、介入性治疗（PCI）、冠状动脉搭桥术后的治疗效果及预后，指导康复治疗。

（3）进行冠心病易患人群流行病学调查筛选试验。

（4）观察与运动有关的心律失常。

（5）评价窦房结功能。

（6）检出不确定的高血压。

（7）鉴定运动员、飞行员等特殊人员的体力状态。

（三）禁忌证

活动平板运动试验的禁忌证如下。

（1）急性心肌梗死（5d内）。

（2）不稳定型心绞痛。

（3）静息心电图已有明显缺血。

（4）左主干病变。

（5）未控制的、伴有症状或血流动力学障碍的严重心律失常。

（6）严重的高血压（收缩压＞200mmHg及/或舒张压≥110mmHg）

（7）严重主动脉狭窄。

（8）未控制的有症状心力衰竭。

（9）急性肺栓塞或肺梗死。

（10）急性心肌炎或心包炎。

（11）严重的瓣膜病。

（12）肥厚梗阻型心肌病。

（13）急性主动脉夹层。

（14）严重运动障碍。

（15）其他，包括电解质紊乱、药物中毒、妊娠、贫血、甲状腺功能亢进等。

（四）试验方案

目前采用踏车运动试验和平板运动试验两种。

（1）踏车运动试验　让患者在装有功率计的踏车上做踏车运动，以速度和阻力调节负荷大小，负荷量分级依次递增。负荷量以 kg•m/min 计算，每级运动 3 分钟。男性由 300kg•m/min 开始，每级递增 300kg•m/min；女性由 200kg•m/min 开始，每级递增 200kg•m/min。直至心率达到受检者的预期心率。运动前、运动中及运动后多次进行心电图记录，逐次分析做出判断。

（2）平板运动试验　让受检者在活动的平板上走动，根据所选择的运动方案，仪器自动分级依次递增平板速度及坡度以调节负荷量，直到心率达到受检者预期心率，分析运动前、中、后的心电图变化以判断结果。平板运动试验对于健康个体多采用标准 Bruce 方案（表 1-2），对于冠心病患者、老年人则采用改良 Bruce 方案（表 1-3）。

表 1-2　Bruce 方案：健康个体

级别	时间/min	速度/(km/h)	坡度/(°)
1	3	2.7	10
2	3	4.0	12
3	3	5.4	14
4	3	6.7	16
5	3	8.0	18
6	3	8.8	20
7	3	9.6	22

表1-3　改良 Bruce 方案：老年人、冠心病

级别	时间/min	速度/(km/h)	坡度/(°)
1	3	2.7	0
2	3	2.7	5
3	3	2.7	10
4	3	4.0	12
5	3	5.4	14
6	3	6.7	16
7	3	8.0	18

（五）终止标准

（1）心率达到目标心率（健康人采用极量运动，目标心率是220－年龄；冠心病患者或老年人采用次极量运动，心率目标达到目标心率的85%即可，或达到195－年龄）。

（2）心绞痛发作。

（3）收缩压较运动前下降超过10mmHg，或升高超过25mmHg。

（4）头晕、面色苍白或步态不稳。

（5）由于技术上的困难无法监测心电图或收缩压。

（6）受试者要求终止。

（7）在无诊断意义 Q 波的导联上出现 ST 段抬高（≥1.0mm）（非 V_1 或 avR）。

（8）ST 段明显压低（水平型或下垂型 ST 段压低＞

2mm)。

（六）运动试验判断标准

分为阳性标准和可疑阳性两类。

1. 阳性标准

（1）运动中或运动后 ST 段（J 点后 80ms）水平型或下斜型压低≥0.1mV，持续 2min 以上。

（2）除 V_1 和 avR 外，其余导联 ST 段（J 点后 80ms）抬高≥0.2mV

（3）诱发典型心绞痛。

2. 可疑阳性

（1）ST 段（J 点后 80ms）呈水平型或下斜型下降，在 0.05～0.10mV 之间，持续 2min 以上。

（2）ST 段（J 点后 80ms）呈上斜型下降（J 点后 80ms）>0.15mV，持续 2min 以上。

（3）运动时收缩压较前下降 10mmHg。

第五节　心导管检查

（一）右心导管检查适应证

（1）明确诊断和鉴别诊断，如了解先天性心脏病及某些后天性心血管病，评价心内或（和）大血管内分流情况；观察风湿性二尖瓣病的血流动力学改变、血氧含量及有无异常途径；用于肺动脉栓塞性疾病的诊断，限制性心肌病与缩窄性心包炎的鉴别等。

（2）术前了解肺动脉压和肺血管阻力，为手术或药物治疗提供依据。如室间隔缺损，当肺动脉压等于或超过体循环压从右向左分流为主时，则不适合手术治疗。术后评价治疗效果。

（3）测量肺毛细血管楔压，结合左心室内压等情况判断心功能状况。

（4）用于血流动力学监测、人工心脏起搏器、心脏电生理检查等。

（二）左心导管检查适应证

左心导管主要用于心血管造影，通常从右股动脉或右桡动脉插入，进至左心室、主动脉根部或/和左右冠状动脉开口。

（1）诊断冠状动脉病变及行冠脉内溶栓治疗和介入性治疗。

（2）协助诊断先天性心脏血管病由左向右分流者。

（3）造影诊断二尖瓣关闭不全、主动脉瓣狭窄或关闭不全及主动脉病变。

（4）电生理研究，如左束支电位记录、左心室测标及消融治疗。

（5）主动脉瓣狭窄的球囊扩张治疗及二尖瓣狭窄的逆行性经皮球囊扩张治疗。

（6）进行选择性血管造影，协助诊断与治疗一些肝、肾、肠等的疾病。

（三）**禁忌证**

（1）急性或亚急性心内膜炎。

（2）其他急性感染、发热患者。

（3）活动性风湿热、心肌炎。

（4）严重肝、肾功能不全。

（5）出血性疾病。

（6）严重心律失常，但用于诊断和治疗该症者例外。

（7）洋地黄中毒、电解质紊乱。

（乔令艳　石斗飞）

第二章　心力衰竭

第一节　心力衰竭的分类和临床特征

一、左心衰竭、右心衰竭和全心衰竭

左心衰竭临床上较为常见，以肺循环淤血为特征。右心衰竭以体循环淤血为主要表现。

1. 左心衰竭

（1）症状：表现为肺淤血，进行性劳力性呼吸困难→夜间阵发性呼吸困难→端坐呼吸→急性肺水肿，患者可以有咳嗽、咳痰、咯血，还可伴疲劳、乏力、神志异常，甚至少尿、肾功能损害。

（2）体征：原心脏病体征外，还有心率增快，一般有心脏扩大及相对性二尖瓣关闭不全的反流性杂音、肺动脉瓣区第二心音亢进及第三心音或第四心音奔马律，两肺底湿啰音（下垂部位）、哮鸣音。

2. 右心衰竭

（1）症状：消化道症状如纳差、恶心、呕吐、腹胀、上腹胀痛、黄疸，夜尿增多，劳力性呼吸困难。

（2）体征：颈静脉搏动增强、充盈，肝脏肿大，肝颈

静脉回流征阳性（更具特征性），水肿（对称性），发绀。

3. 全心衰竭　左心衰竭继发右心衰竭而形成的全心衰竭，因右心排血量减少，阵发性呼吸困难等肺淤血症状反而有所减轻。

二、急性心力衰竭和慢性心力衰竭

1. 急性心力衰竭　以急性左心衰竭最常见，其病理生理基础为心脏收缩力突然严重减弱，心脏负荷加重，心排血量急剧减少，或左室瓣膜急性反流，左室舒张末压（LVEDP）迅速升高，形成急性肺水肿。临床表现：

（1）症状：突发严重呼吸困难，呼吸频率常达 30～50 次/min，强迫坐位，面色灰白、发绀、大汗、烦躁，同时频繁咳嗽，咳粉红色泡沫状痰。

（2）体征：听诊时两肺满布湿性啰音和哮鸣音，心尖部第一心音减弱，频率快，舒张早期奔马律，肺动脉瓣区第二心音亢进。

2. 慢性心力衰竭　一般指慢性心脏收缩和/或舒张功能障碍所致的心力衰竭。左心衰竭以肺循环淤血为特征。右心衰竭以体循环淤血为主要表现。

三、收缩性和舒张性心力衰竭

1. 收缩性心力衰竭　绝大多数情况下，心肌收缩力下降→心排血量下降→不能满足机体代谢需要→肺循环或/和体循环淤血。

2. 舒张性心力衰竭　少数情况下，心肌收缩力基本正常，舒张功能异常→左心室充盈压↑→肺静脉回流受阻→肺循环淤血。

四、根据左心室射血分数（LVEF）分类

心力衰竭可分为 LVEF 降低的心力衰竭（HF-REF）和 LVEF 保留的心力衰竭（HF-PEF）。一般来说，HF-REF 指传统概念上的收缩性心力衰竭，LVEF<40％，而 HF-PEF 指舒张性心力衰竭，LVEF 大于等于 50％。LVEF 保留或正常的情况下收缩功能仍可能是异常的，部分心力衰竭患者收缩功能异常和舒张功能异常可以共存。LVEF 是心力衰竭患者分类的重要指标，也与预后及治疗反应相关。

第二节　心功能的分级与分期

一、NYHA 心功能分级

NYHA 心功能分级（表 2-1）是按照诱发心力衰竭症状的活动程度将心功能的受损状况分为四级。这一分级方案于 1928 年由美国纽约心脏病学会（NYHA）提出，临床上沿用至今。

表 2-1　NYHA 心功能分级

分级	症状
Ⅰ 级	一般活动不受限。日常体力活动不引起乏力、呼吸困难等心力衰竭症状
Ⅱ 级	活动轻度受限。休息时无症状，一般活动下可出现心力衰竭等症状
Ⅲ 级	活动明显受限。低于平时一般活动即引起心力衰竭症状
Ⅳ 级	不能从事任何体力活动，休息状态下也存在心力衰竭症状，活动后加重
Ⅳa 级	无需静脉给药，可在室内或床边活动者
Ⅳb 级	不能下床并需静脉给药支持者

这种分级方案的优点是简便易行，但缺点是仅凭患者的主观陈述，有时症状与客观检查有很大差距，同时患者之间的个体差异也很大。

二、AHA/ACC 心力衰竭分期

2001 年美国 AHA/ACC 在《成人慢性心力衰竭指南》上提出了心力衰竭分期的概念，在 2014 年更新版中仍然强调了这一概念，并在原有相关指南的基础上进行了内容更新，心力衰竭分期全面评价了病情进展阶段，提出对不同阶段进行相应的治疗，通过治疗只能延缓而不可能逆转病情进展，具体分期如表 2-2 所示。

三、急性左心力衰竭严重程度分级

主要有 Killip 法（表 2-3）、Forrester 法（表 2-4）和

临床程度床边分级（表 2-5）3 种。Killip 法主要用于急性心肌梗死（AMI）患者，根据临床和血液动力学状态分级。Forrester 法适用于监护病房，及有血液动力学监测条件的病房、手术室。临床程度床边分级是根据 Forrester 法修改而来，主要根据末梢循环的观察和肺部听诊，无需特殊的监测条件，适用于一般的门诊和住院患者。以 Forrester 法和临床程度床边分级为例，自 Ⅰ 级至 Ⅳ 级的急性期病死率分别为 2.2%、10.1%、22.4% 和 55.5%。

表 2-2　心力衰竭发生发展的各阶段

阶段	定义	患病人群
A（前心力衰竭阶段）	患者为心力衰竭的高发危险人群，尚无心脏结构或功能异常，也无心力衰竭的症状和（或）体征	高血压、冠心病、糖尿病患者；肥胖、代谢综合征患者；有应用心脏毒物药史、酗酒史、风湿热史，或心肌病家族史等
B（前临床心力衰竭阶段）	患者从无心力衰竭的症状和（或）体征，但已出现心脏结构改变	左心室肥厚、无症状性心脏瓣膜病、以往有心肌梗死史的患者等
C（临床心力衰竭阶段）	患者已有基础的结构性心脏病，以往或目前有心力衰竭的症状和（或）体征	有结构性心脏病伴气短、乏力、运动耐量下降者等
D（难治性终末期心力衰竭阶段）	患者有进行性结构性心脏病，虽经积极的内科治疗，休息时仍有症状，且需特殊干预	因心力衰竭需反复住院，且不能安全出院者；需长期静脉用药者，等待心脏移植者

表 2-3　AMI 的 Killip 法分级

分级	症状与体征
I	无心力衰竭的症状与体征
II	有心力衰竭症状与体征,肺部 50% 以下肺野湿性啰音,第三心音奔马律
III	严重心力衰竭,严重肺水肿,细湿啰音遍布两肺(50% 以上肺野)
IV	心源性休克

心源性休克是泵衰竭的严重阶段。但如果兼有肺水肿和心源性休克则情况最严重。

表 2-4　急性心力衰竭的 Forrester 法分级

分级	CI/(L/min·m^2)	PCWP/mmHg	临床表现
I 级	>2.2	≤18	无周围灌注不足及肺淤血,无泵衰竭临床症状及体征
II 级	>2.2	>18	无周围灌注不足,有肺淤血,早期可无明显临床表现
III 级	≤2.2	≤18	有周围灌注不足,无肺淤血,可见于右心室梗死及血容量不足
IV 级	≤2.2	>18	有周围灌注不足及肺淤血,严重类型

注:1mmHg=0.133kPa,CI:心脏指数,PCWP:肺毛细血管楔压。

表 2-5　急性心力衰竭的临床程度床边分级

分级	皮肤	肺部啰音
I 级	温暖、干	无

续表

分级	皮肤	肺部啰音
Ⅱ级	温暖、湿	有
Ⅲ级	寒冷、干	无或有
Ⅳ级	寒冷、湿	有

四、6min 步行试验分级

6min 步行试验是一项简单易行、安全、方便的试验，通过评定慢性心力衰竭患者的运动耐力评价心力衰竭严重程度和疗效。要求患者在平直走廊里尽可能快的行走，测定 6min 的步行距离，根据 US Carvedilol 研究设定的标准，距离<150m 为重度心力衰竭，150～450m 为中度心力衰竭，>450m 为轻度心力衰竭。

第三节　心力衰竭诊断检查参数

一、生物学标志物

1. 血浆利钠肽测定

① 诊断心力衰竭：BNP<35ng/L，NT-proBNP<125ng/L 时可排除心力衰竭；诊断急性心力衰竭时，50 岁以下的成人血浆 NT-proBNP 浓度>450pg/mL，50 岁以上血浆浓度>900pg/mL，75 岁以上应>1800pg/mL，肾功能不全（肾小球滤过率<60mL/min）时应>1200pg/mL。

② 评估严重程度和预后：NT-proBNP>5000pg/mL

提示心力衰竭患者短期死亡风险较高；＞1000pg/mL 提示长期死亡风险较高。

2. **心肌坏死标志物**　测定 cTnT 或 cTnI 旨在评价是否存在心肌损伤、坏死及其严重程度，AMI 时可升高 3～5 倍以上。

二、X 线检查

（1）心影大小及形态可以为寻找病因提供重要资料；心脏扩大的程度和动态改变也间接反映心脏的功能状态，并非所有心力衰竭患者均存在心影增大。

（2）肺淤血的程度直接反映心功能状态。急性肺泡性肺水肿时肺门呈蝴蝶状，肺野可见大片融合的阴影；慢性肺淤血的特征性表现为肺野外侧出现 Kerley B 线。

（3）胸腔积液。

三、心电图

可提供既往心肌梗死（MI）、左心室肥厚、广泛心肌损害及心律失常等信息。可判断是否存在心脏不同步，包括房室、室间和（或）室内运动不同步，有心律失常或怀疑存在无症状性心肌缺血时应做 24h 动态心电图，但心力衰竭并无特异性心电图表现。

四、超声心动图

1. **收缩功能**　以收缩末及舒张末的容量差计算

LVEF 作为 HF-REF 的诊断指标，正常 EF 值>50%，运动时至少增加 5%。

2. 舒张功能　超声多普勒是临床上最实用的判断舒张功能的方法。左心房容积指数>34mL/m²，三尖瓣反流速度>2.8m/s，组织多普勒二尖瓣间隔侧运动速度（e′）<7cm/s，侧壁侧<10cm/s，E/e′>14。

3. 判断预后　左心室收缩末期容量指数（LVESVI=LVESV/体表面积）达 45mL/m² 的冠心病患者，其死亡率增加 3 倍。

五、心-肺吸氧运动试验

（1）最大耗氧量［VO₂max，单位：mL/(min·kg)]；心功能正常时，此值应>20，轻至中度心功能受损时为 16~20，中至重度受损时为 10~15，极重度受损时则<10。

（2）无氧阈值：此值愈低说明心功能愈差，心功能正常时此值>14mL/(min·kg)。

六、心力衰竭的特殊检查

（1）心脏核磁共振（CMR）：疑诊心肌病、心脏肿瘤（或肿瘤累及心脏）或心包疾病时，CMR 有助于明确诊断，对复杂性先天性心脏病患者则是首选检查。

（2）冠状动脉造影：适用于有心绞痛、MI 或心脏停搏史的患者，也可鉴别缺血性或非缺血性心肌病。

（3）核素心室造影及核素心肌灌注和（或）代谢显像：前者可准确测定左心室容量、LVEF 及室壁运动。后者可诊断心肌缺血和心肌存活情况，并对鉴别扩张型心肌病或缺血性心肌病有一定帮助。

（4）负荷超声心动图：运动或药物负荷试验可检出是否存在可诱发的心肌缺血及其程度，并确定心肌是否存活。对于疑为 HF-PEF、静息舒张功能参数无法作结论的患者，也可采用舒张性心功能负荷试验，有一定辅助诊断价值。

（5）经食管超声心动图：适用于经胸超声窗不够而 CMR 不可用或有禁忌证时，还可用于检查左心耳血栓，但有症状心力衰竭患者宜慎用该检查。

（6）心肌活检：有助于区分心肌炎症性或浸润性病变。

第四节　心力衰竭的治疗原则与策略

一、慢性心力衰竭的治疗原则

采取综合治疗措施，包括对各种可致心功能受损的疾病如冠心病、高血压、糖尿病的早期管理，调节心力衰竭的代偿机制，减少其负面效应，如拮抗神经体液因子的过度激活，阻止或延缓心室重构的进展。心力衰竭的治疗目标为防止和延缓心力衰竭的发生发展；缓解临床症状，提高生活质量；改善长期预后，降低病死率与住院率。

二、慢性心力衰竭治疗的一般策略

1. 一般治疗

（1）去除诱因

① 感染：特别是呼吸道感染，应积极选用适当的抗菌药物治疗。

② 心律失常：特别是心房颤动，对心室率很快的心房颤动，如不能及时复律应尽快控制心室率。

（2）检测体重：如在 3d 内体重突然增加 2kg 以上，应考虑患者已有钠、水潴留（隐性水肿），需要利尿或加大利尿剂的剂量。

（3）营养支持，注意休息、适度活动，限钠、限水：心力衰竭急性发作伴有容量负荷过重的患者，要限制钠摄入<2g/d，但应注意在应用强效排钠利尿剂时，过分严格限盐可导致低钠血症。严重低钠血症（血钠<130mmol/L）患者液体摄入量应<2L/d。严重心力衰竭患者入液量限制在 1.5～2.0L/d 有助于减轻症状和充血。

2. 药物治疗　见表 2-6。

表 2-6　NYHA Ⅱ～Ⅳ级慢性 HF-REF 患者明确适用的药物

药物	推荐
血管紧张素转换酶抑制剂（ACEI）	所有慢性 HF-REF 患者均必须使用，且需终生使用，除非有禁忌证或不能耐受

续表

药物	推荐
β受体阻滞剂	所有慢性 HF-REF,病情相对稳定,以及结构性心脏病且 LVEF≤40%者,均必须使用,且需终生使用,除非有禁忌证或不能耐受
醛固酮受体拮抗剂	所有已用 ACEI(或 ARB)和 β受体阻滞剂治疗,仍持续有症状(NYHA Ⅱ~Ⅳ级)且 LVEF≤35%的患者,推荐使用
血管紧张素受体拮抗剂(ARB)	AMI 后 LVEF≤40%,有心力衰竭症状或既往有糖尿病史,推荐使用 LVEF≤40%,不能耐受 ACEI 的患者,推荐使用 LVEF≤40%,尽管用了 ACEI 和 β受体阻滞剂仍有症状的患者,如不能耐受醛固酮受体拮抗剂,可改用 ARB
利尿剂	有液体潴留证据的心力衰竭患者均应给予利尿剂,且应在出现水钠潴留的早期应用
ARNI	血管紧张素受体脑啡肽酶抑制剂,推荐用于 HF-REF 患者
地高辛	适用于已应用 ACEI(或 ARB)、β受体阻滞剂、醛固酮受体拮抗剂和利尿剂治疗,仍持续有症状者、LVEF≤45%的患者。尤其适用于心力衰竭合并心室率快的房颤者,适用于窦性心律、LVEF≤45%、不能耐受 β受体阻滞剂的患者
伊伐布雷定	窦性心律、LVEF≤35%,已使用 ACEI(或 ARB)和醛固酮受体拮抗剂治疗的心力衰竭患者,如果 β受体阻滞剂已达到指南推荐剂量或最大耐受剂量,心率仍然≥70 次/min,且持续有症状(NYHA Ⅱ~Ⅳ级),应考虑使用;如不能耐受 β受体阻滞剂,心率≥70 次/min,也可考虑使用

3．非药物治疗

（1）心脏再同步化治疗（CRT）慢性心力衰竭患者的
CRT Ⅰ类适应证包括：药物治疗基础上左心室射血分数
（LVEF）≤35％、窦性心律、LBBB 且 QRS 时限＞
130ms，心功能Ⅱ～Ⅳ级（NYHA 分级）的患者。

（2）埋藏式心律转复除颤器（ICD） 适应证如下。

① 二级预防：慢性心力衰竭伴低 LVEF，曾有心脏
停搏、心室颤动（室颤）或室性心动过速（室速）伴血液
动力学不稳定。

② 一级预防：LVEF≤35％，长期优化药物治疗后
（至少 3 个月以上）NYHA Ⅱ或Ⅲ级，预期生存期＞1
年，且状态良好。缺血性心力衰竭，MI 后至少 40d 及血
运重建至少 90d，ICD 可减少心脏性猝死和总死亡率；对
非缺血性心力衰竭，ICD 可减少心脏性猝死和总死亡率。
当有心力衰竭患者存在心室收缩不同步时，应植入具有
双心室起搏兼 ICD 功能的 CRT-D。

三、舒张性心力衰竭的治疗

目前的临床研究尚未能证实对 HF-REF 有效的药物
如 ACEI、ARB、β受体阻滞剂等可改善 HF-PEF 患者的
预后和降低病死率。因此针对 HF-PEF 的症状、并存疾
病及危险因素，采用综合治疗。

（1）积极控制血压：目标血压宜低于单纯高血压患者

的标准，即血压＜130/80mmHg，五大类降压药均可应用，优选β受体阻滞剂、ACEI或ARB。

（2）适当应用利尿剂：可缓解肺淤血，改善心功能，但不宜过度利尿，以免前负荷过度降低致低血压。

（3）控制和治疗其他相关疾病和合并症：控制慢性房颤的心室率，可使用β受体阻滞剂或非二氢吡啶类CCB，尽可能转复并维持窦性心律；积极治疗糖尿病和控制血糖，肥胖者要减轻体重。伴左心室肥厚者，为逆转左心室肥厚和改善左心室舒张功能，可用ACEI、ARB、β受体阻滞剂等，地高辛不能增加心肌的松弛性，不推荐使用。

（4）血运重建治疗：由心肌缺血引起的舒张功能不全，应做冠状动脉血运重建术。

（5）如同时有HE-REF，以治疗后者为主。

四、急性心力衰竭的治疗

基础处理为尽快缓解缺氧和严重呼吸困难。

1. 一般处理

（1）体位：半卧位或端坐位、两腿下垂，减少静脉回流。

（2）高流量吸氧：酒精抗泡沫。病情特别严重者采用无创呼吸机持续加压给氧。

（3）救治准备：开通静脉通路，留置导尿管，给予心电、血压以及血氧饱和度监测。

（4）出入量管理：监测患者 24 小时液体出入量。

2. 药物治疗

（1）镇静：吗啡、地西泮（安定）可以使患者镇静，同时也具有舒张小血管的功能而减轻心脏负荷。

（2）快速利尿：静脉应用呋塞米，起效迅速，有利于缓解肺水肿。

（3）氨茶碱：解除支气管痉挛，并有一定的增强心肌收缩、扩张外周血管作用。

（4）洋地黄类药物：西地兰或毒毛花苷 K，最适合于有快速心室率的心房颤动并心室扩大伴左心室收缩功能不全者。

3. 血管活性药物

（1）血管扩张药：硝普钠、硝酸甘油、α 受体阻滞剂。

（2）正性肌力药物的应用：西地兰或毒毛花苷 K；多巴胺及多巴酚丁胺；磷酸二酯酶抑制剂，米力农；左西孟旦，钙增敏剂。

（3）人重组脑钠肽（rhBNP）：如奈西立肽，国产药物为新活素。

4. 机械辅助治疗　主动脉内球囊反搏可用于冠心病急性左心衰竭患者，对极危重患者，有条件的医院可采用左室辅助装置（LVAD）和临时心肺辅助系统。对于心跳呼吸骤停而进行心肺复苏及合并I型或II型呼吸功能衰竭的患者可考虑机械通气治疗。

5. **病因治疗** 应根据条件适时对诱因及基本病因进行治疗。

五、难治性心力衰竭的治疗策略

1. 一般治疗原则

（1）寻找、纠正潜在的原因，如风湿活动、感染性心内膜炎、甲状腺功能亢进、电解质紊乱等。

（2）调整心力衰竭用药，强效利尿剂和血管扩张制剂及正性肌力药物联合应用等。

（3）积极治疗心脏病以外其他疾病。

（4）血液超滤。

（5）心脏移植，5年存活率约60%。

2. 难治性终末期心力衰竭患者建议

（1）控制液体潴留

① 合理控制24h液体出入量，保持出量多于入量$500\sim1500mL$。（I，C）

② 纠正低钠、低钾血症，选择利尿剂或联合使用托伐普坦。

③ 床旁超滤治疗，以减轻液体潴留。（IIa，B）

（2）神经内分泌抑制剂的应用：患者对ACEI/ARB和β受体阻滞剂耐受性差，一旦液体潴留缓解，ACEI/

ARB 和 β 受体阻滞剂从极小剂量开始应用。

（3）静脉应用正性肌力药物或血管扩张剂：此类患者可考虑静脉滴注正性肌力药物或血管扩张剂，作为姑息疗法短期（3～5d）治疗，以缓解症状（Ⅱa，C）。

（4）心脏机械辅助治疗和外科治疗

① 心脏移植：主要适用于严重心功能损害而无其他治疗方法的重度心力衰竭患者（Ⅰ，C）。

② LVAD：主要用于心脏移植前的过渡治疗和部分严重心力衰竭患者的替代治疗（Ⅱa，B）。

六、心力衰竭治疗注意事项

（1）去除或缓解基本病因：所有心力衰竭患者都应对导致心力衰竭的基本病因进行评价。

（2）去除诱发因素：如控制感染；治疗心律失常特别是心房颤动并快速心室率；纠正贫血、电解质紊乱；注意是否并发肺梗死等。

（3）非药物治疗：改善生活方式，降低新的心脏损害的危险性。

（4）观测与随访：密切观察病情演变及定期随访。

（5）心肌能量药物的应用：心肌能量药物对心力衰竭的有效性和作用机制，短期和长期应用的安全性等均未经过验证，其和已肯定的治疗心力衰竭有效药物之间是否有相互作用亦不清楚，因此，不推荐应用营养制剂或激素治疗。

（6）注意避免应用的药物：非甾体抗炎药物、Ⅰ类抗心律失常药物以及大多数的钙拮抗剂均应避免应用。

第五节　治疗心力衰竭的药物

一、利尿剂

1. 机制　降低心脏前负荷。

2. 分类及常用制剂

（1）排钾利尿剂：氢氯噻嗪（hydrochlorothiazid，双氢克尿塞），口服 25～50mg，2～3 次/d，仅适用于有轻度液体潴留、伴有高血压而肾功能正常的心力衰竭患者；呋塞米（furosemide，速尿），口服或肌内注射，20mg，2～3 次/d，亦可静脉注射，属于强效利尿剂，特别适用于有明显液体潴留或伴有肾功能受损的患者。

（2）保钾利尿剂：如螺内酯（spironlactone，安体舒通）口服 20mg，1～2 次/d，注意高血钾。

（3）血管加压素 V_2 受体拮抗剂：新型利尿剂托伐普坦，口服 7.5～30mg，1 次/d，具有仅排水不利钠的作用，伴顽固性水肿或低钠血症者疗效更显著。

3. 注意　防止电解质紊乱（低钾、低钠等）。

二、血管紧张素转换酶抑制剂（ACEI）

1. 作用机制　抑制 ACE，扩张小动脉和静脉，降低心脏前、后负荷，预防和逆转心血管重构，抑制醛固酮分泌。

2. 注意　慢性心功能不全首选，严重肾衰竭、妊娠、血管性水肿、双侧肾动脉狭窄者禁用，血肌酐＞265umol/L，血钾＞5.5mmol/L，伴症状性低血压（收缩压＜90mmHg，1mmHg＝0.133kPa），左心室流出道梗阻（如主动脉瓣狭窄，肥厚型梗阻性心肌病）等慎用。

3. 常见副作用　咳嗽、血管性水肿，高血钾、血尿素氮（BUN）升高。

4. 常用药物　卡托普利、依那普利、贝那普利、培哚普利等。

三、血管紧张素受体拮抗剂（ARB）

1. 机制　阻断血管紧张素与其受体的结合，其阻断RAS的效应与血管紧张系转化酶（ACE）抑制剂相同甚至更完全，但缺少抑制缓激肽降解的作用。

2. 注意　同 ACE 抑制剂。

3. 常见副作用　无干咳副作用，其他同 ACE 抑制剂。

4. 常用药物　坎地沙坦、氯沙坦、缬沙坦、厄贝沙坦等。

四、血管紧张素受体脑啡肽酶抑制剂

1. 机制　抑制脑啡肽酶、抑制血管收缩，改善心室

重构，显著降低心力衰竭患者住院和心血管死亡风险，改善症状和生活质量。

2. 常用药 沙库巴曲缬沙坦，推荐起始剂量为每次50mg，每天两次，根据血压调整剂量。

五、醛固酮受体拮抗剂

1. 机制 拮抗醛固酮受体，抑制心血管重构，改善慢性心力衰竭的远期预后。

2. 副作用 血钾增高，尤其与ACE抑制剂合用时。

3. 常用药 螺内酯（安体舒通）20mg/次，1～2次/d。

六、β受体阻滞剂

1. 机制 抑制交感神经过度兴奋，预防和逆转心血管重构，预防心脏性猝死。

2. 注意 适用于慢性心功能不全，心功能Ⅱ、Ⅲ级，由小剂量开始，逐渐加量，长期维持，较长时间见效，使用初期症状可能会加重。支气管痉挛、严重心动过缓、二度及二度以上房室传导阻滞、严重周围血管疾病（如肢体动脉痉挛症）和重度急性心力衰竭患者禁用。

3. 副作用 心动过缓、低血压、心功能恶化。

4. 常用药 美托洛尔、比索洛尔、卡维地洛（β、α受体阻滞剂）。

七、洋地黄类强心剂

1. 机制　抑制 Na^+-K^+-ATP 酶，Ca^{2+}-Na^+ 交换增加，增强心肌收缩力；兴奋迷走神经减慢心率；负性传导。

2. 适应证　心功能不全，室上性快速性心律失常。心脏扩大、心力衰竭伴房颤者最佳。

3. 禁忌证　预激合并房颤，缓慢性心律失常，肥厚型梗阻性心肌病，二尖瓣狭窄呈窦性心律，明显低钾血症。肺源性心脏病、扩张型心肌病洋地黄效果差，易于中毒。

4. 给药方法　维持量法。

5. 应用注意事项　个体化原则，以下情况减量：肾功能不全、老年患者、甲状腺功能减退（甲减）、低血钾、冠心病、心肌炎、心肌病、肺心病等。

6. 常用制剂

（1）快速作用类制剂：西地兰，缓慢静注 0.2～0.4mg/次，24h 总量可达 1～1.6mg；毒毛花苷 K，缓慢静注 0.25～0.5mg/次。

（2）中速作用类制剂：地高辛，常用维持量法给药，即口服 0.125～0.25mg，1 次/d。

八、伊伐布雷定

1. 机制　该药是心脏窦房结起搏电流的一种选择性

特异性抑制剂，有减慢心率、抗心绞痛和改善心肌缺血的作用。

2. 适应证　适用于窦性心律的 HF-REF 患者。使用 ACEI 或 ARB、β 受体阻滞剂、醛固酮受体拮抗剂，已达到推荐剂量或最大耐受剂量，心率仍然 ≥70 次/min，并持续有症状（NYHA Ⅱ～Ⅳ 级），可加用伊伐布雷定（Ⅱa 类，B 级）。

3. 应用方法　起始剂量 2.5mg，2 次/d，根据心率调整用量，最大剂量 7.5mg，2 次/d，患者静息心率宜控制在 60 次/min 左右，不宜低于 55 次/min。

4. 不良反应　心动过缓、光幻症、视物模糊、心悸、胃肠道反应等。

九、神经内分泌抑制剂的联合应用

（1）ACEI 和 β 受体阻滞剂的联用：两者称为"黄金搭档"，可产生相加或协同的有益效应，使死亡危险性进一步下降。

（2）ACEI 与醛固酮受体拮抗剂联用：临床研究证实，两者联合进一步降低慢性心力衰竭患者的病死率，又较为安全，但要严密监测血钾水平，通常与排钾利尿剂合用以避免发生高钾血症。

在上述 ACEI 和 β 受体阻滞剂黄金搭档基础上加用醛固酮受体拮抗剂，三药合用可称之为"金三角"，成为慢性 HF-REF 的基本治疗方案。

第六节　利尿药物治疗心力衰竭的策略

一、利尿剂治疗的适应证

所有心力衰竭患者，有液体潴留的证据或原先有过液体潴留者，均应给予利尿剂。NYHA 心功能Ⅰ级患者一般不需应用利尿剂。然而，即使应用利尿剂后心力衰竭症状得到控制，临床状态稳定，亦不能将利尿剂作为单一治疗。利尿剂一般应与 ACE 抑制剂和 β 受体阻滞剂联合应用。

二、利尿剂的起始和维持

通常从小剂量开始，如呋塞米每日 20mg；氢氯噻嗪每日 25mg，并逐渐增加剂量直至尿量增加，体重每日减轻 0.5～1.0kg。利尿剂应用的目的是控制心力衰竭的液体潴留，一旦病情控制（肺部湿啰音消失，水肿消退，体重稳定），即可以最小有效量长期维持，一般需无限期使用。排钾利尿剂可间断用药。在长期维持期间，仍应根据液体潴留情况随时调整剂量。每日体重的变化是最可靠的监测利尿剂效果和调整利尿剂剂量的指标。在利尿剂治疗的同时，应适当限制钠盐的摄入量。

三、制剂的选择

仅有轻度液体潴留而肾功能正常的心力衰竭患者，可选用噻嗪类，尤其适用于伴有高血压的心力衰竭患者。氢氯噻嗪 100mg/d 已达最大效应（剂量-效应曲线已达平台期），再增量亦无效。有明显液体潴留，特别当伴有肾功能受损时宜选用袢利尿剂，如呋塞米。呋塞米的剂量与效应呈线性关系，故剂量不受限制。

四、对利尿剂的反应和利尿剂抵抗

对利尿剂的治疗反应取决于药物浓度和进入尿液的时间过程。轻度心力衰竭患者即使小剂量利尿剂也反应良好，因为利尿剂从肠道吸收速度快，到达肾小管的速度也快。然而，随着心力衰竭的进展，肠管水肿或小肠低灌注，药物吸收延迟，由于肾血流和肾功能减低，药物转运受到损害。因而当心力衰竭进展恶化时，常需加大利尿剂剂量。最终，再大的剂量也无反应，即出现利尿剂抵抗。此时，可用以下方法克服。

① 静脉应用利尿剂：如呋塞米持续静脉滴注（1～5mg/h）。

② 2 种或 2 种以上利尿剂联合使用。

③ 应用增加肾血流的药物：如短期应用小剂量的多巴胺或多巴酚丁胺 [2～5μg/(kg·min)]。

非甾体类药物吲哚美辛能抑制多数利尿剂的利钠作用，

特别是袢利尿剂，并促进利尿剂的致氮质血症倾向，应避免
使用。

五、不良作用

1. 电解质紊乱　利尿剂可引起低钾、低镁血症而诱发
心律失常。当肾素-血管紧张素-醛固酮系统高度激活时易
于发生低钾、低镁血症。并用 ACE 抑制剂，并给予保钾利
尿剂特别是醛固酮受体拮抗剂螺内酯常能预防钾、镁的丢
失，较补充钾盐、镁盐更为有效，且易耐受。出现低钠血
症时应注意区别缺钠性低钠血症和稀释性低钠血症，因二
者治疗原则不同。缺钠性低钠血症发生于大量利尿后，属
容量减少性低钠血症。患者可有体位性低血压，尿少而比
重高，治疗应予补充钠盐。稀释性低钠血症又称难治性水
肿，见于心力衰竭进行性恶化患者。此时钠、水有潴留，而
水潴留多于钠潴留，故属高容量性低钠血症。患者尿少而比
重偏低，治疗应严格限制入水量，并按利尿剂抵抗处理。

2. 神经内分泌激活　利尿剂的使用可激活内源性神
经内分泌，特别是肾素-血管紧张素系统（RAS）。虽然血
管紧张素Ⅱ（AngⅡ）水平的升高有助于支持血容量不足
时的血压和肾功能，但长期激活则会促进疾病的发展，除
非患者同时接受神经内分泌拮抗剂治疗。因而，利尿剂应
与 ACE 抑制剂以及 β 受体阻滞剂联合应用。

3. 低血压和氮质血症　过量应用利尿剂可降低血压和

损害肾功能，但低血压和氮质血症也可能是心力衰竭恶化的表现。在后一种情况下如减少利尿剂用量可使病情加剧。心力衰竭患者如无液体潴留，低血压和氮质血症可能与容量减少有关。这种患者如血压和肾功能的变化显著或产生症状，则应减少利尿剂用量。然而，如果患者有持续液体潴留，则低血压和氮质血症有可能是心力衰竭恶化和外周有效灌注量降低的反映，应继续维持所用的利尿剂，并短期使用能增加终末器官灌注的药物如多巴胺或多巴酚丁胺。

六、治疗心力衰竭时利尿剂的应用要点

（1）所有心力衰竭患者，有液体潴留的证据或原先有过液体潴留者，均应给予利尿剂。NYHA 心功能 I 级患者一般不需应用利尿剂。

（2）应用利尿剂后心力衰竭症状得到控制，临床状态稳定，亦不能将利尿剂作为单一治疗。一般应与 ACE 抑制剂和 β 受体阻滞剂联合应用。

（3）氢氯噻嗪适用于轻度液体潴留、肾功能正常的心力衰竭患者，如有显著液体潴留，特别当有肾功能损害时，宜选用袢利尿剂如呋塞米。

（4）利尿剂通常从小剂量开始（氢氯噻嗪 25mg/d，呋塞米 20mg/d）逐渐加量，氢氯噻嗪 100mg/d 已达最大效应，再增量无效，呋塞米剂量不受限制。

（5）一旦病情控制（肺部啰音消失，水肿消退，体重稳定），即可以最小有效量长期维持，一般需无限期使用。在长期维持期间，仍应根据液体潴留情况随时调整剂量。

（6）每日体重的变化是最可靠的监测利尿剂效果和调整利尿剂剂量的指标。

（7）利尿剂用量不当有可能改变其他治疗心力衰竭药物的疗效和不良反应。如利尿剂用量不足致液体潴留可减弱 ACE 抑制剂的疗效和增加 β 受体阻滞剂治疗的危险。反之，剂量过大引起血容量减少，可增加 ACE 抑制剂和血管扩张剂的低血压反应及 ACE 抑制剂和 Ang Ⅱ 受体阻滞剂出现肾功能不全的危险。

（8）在应用利尿剂过程中，如出现低血压和氮质血症而患者已无液体潴留，则可能是利尿过量、血容量减少所致，应减少利尿剂剂量。如患者有持续液体潴留，则低血压和氮质血症很可能是心力衰竭恶化，终末器官灌注不足的表现，应继续利尿，并短期使用能增加肾灌注的药物如多巴胺或多巴酚丁胺。

（9）出现利尿剂抵抗时（常伴有心力衰竭恶化），可用以下方法。

① 静脉给予利尿剂，如呋塞米持续静脉滴注（1～5mg/h）。

② 2 种或 2 种以上利尿剂联合应用。

③ 应用增加肾血流的药物，如短期应用小剂量的多巴胺或多巴酚丁胺 [2～5μg/(kg·min)]。

七、利尿药物联合应用原则

一般首选噻嗪类（如氢氯噻嗪）；顽固性水肿或需迅速发挥利尿作用时，可选用袢利尿剂（呋塞米）或联合应用两类利尿剂。袢利尿剂与安体舒通或保钾利尿剂（氨苯喋啶）合用可增强利尿作用，减少钾的丢失。过度或长期应用利尿剂，不但排钾、失镁，诱发心律失常和（或）洋地黄中毒、血容量不足，还可引起代谢紊乱，如糖尿病、高尿酸血症、血脂异常等。

第七节　ACE 抑制剂治疗心力衰竭的策略

一、适应证

（1）所有左心室收缩功能不全（LVEF＜40％）的患者，均可应用 ACE 抑制剂，除非有禁忌证或不能耐受；无症状的左心室收缩功能不全（NYHA 心功能Ⅰ级）患者亦应使用，可预防和延缓发生心力衰竭；伴有体液潴留者应与利尿剂合用。

（2）适用于慢性心力衰竭（轻、中、重度）患者的长期治疗，不能用于抢救急性心力衰竭或难治性心力衰竭正在静脉用药者，只有长期治疗才有可能降低病死率。

二、禁忌证

对 ACE 抑制剂曾有致命性不良反应的患者，如曾有血管神经性水肿、无尿性肾衰竭或妊娠妇女，绝对禁用 ACE 抑制剂。以下情况须慎用：双侧肾动脉狭窄；血肌酐水平显著升高 [$>225.2\mu mol/L(3mg/dL)$]；高血钾症（$>5.5mmol/L$）；低血压（收缩压$<90mmHg$），低血压患者需经其他处理，待血流动力学稳定后再决定是否应用 ACE 抑制剂。

三、不良反应

1. 低血压　很常见，在治疗开始几天或增加剂量时易发生。RAS 激活明显的患者，发生早期低血压反应的可能性最大，这些患者往往有显著的低钠血症（$<130mmol/L$）或新近明显或快速利尿。防治方法：密切观察下坚持以极小剂量起始；先停用利尿剂 1~2d，以减少患者对 RAS 的依赖性。首剂给药如果出现症状性低血压，重复给予同样剂量时不一定也会出现症状，只要没有明显的体液潴留现象，可减少利尿剂剂量或放宽盐的限制以减少对 RAS 的依赖性。多数患者经适当处理后仍适合应用 ACE 抑制剂长期治疗。

2. 肾功能恶化　肾脏灌注减少时肾小球滤过率明显依赖于 Ang II 介导的出球小动脉收缩的患者，如 NYHA 心功能 IV 级或低钠血症的患者易致肾功能恶化。ACE 抑制剂使用后肌酐显著升高 [$>442\mu mol/L(5.0mg/dL)$] 者严重心力衰竭较轻、中度心力衰竭者多见。伴肾动脉狭窄或合用非甾体抗炎制剂者易发生。减少利尿剂剂量，肾功能通常会改善，不需要停用 ACE 抑制剂。如因液体潴留而不能减少利尿剂剂量，权衡利弊以"容忍"轻、中度氮质血症，维持 ACE 抑制剂治疗为宜。服药后 1 周应检查肾功能，而后继续监测，如血清肌酐增高 $>225.2\mu mol/L$（3mg/dL）应停用 ACE 抑制剂。

3. 高血钾　ACE 抑制剂阻止醛固酮合成而减少钾的丢失，心力衰竭患者可能发生高钾血症，严重者可引起心脏传导阻滞。肾功能恶化、补钾、使用保钾利尿剂，尤其合并糖尿病时易发生高钾血症。ACE 抑制剂应用 1 周后应复查血钾，如血钾 $\geqslant 5.5mmol/L$，应停用 ACE 抑制剂。

4. 咳嗽　ACE 抑制剂引起的咳嗽特点为干咳，见于治疗开始的几个月内，要注意排除其他原因尤其是肺部淤血所致的咳嗽。停药后咳嗽消失，再用干咳重现，高度提示 ACE 抑制剂是引起咳嗽的原因。咳嗽不严重可以耐受者，应鼓励继续用 ACE 抑制剂。如持续咳嗽，影响正常生活，可考虑停用，并改用 AngⅡ受体阻滞剂。

5. 血管神经性水肿　血管神经性水肿较为罕见（<1%），但可出现声带水肿，危险性较大，应予注意。多见于首次用药或治疗最初 24h 内。由于可能是致命性的，因此如临床上一旦疑为血管神经性水肿，患者应终生避免应用所有的 ACE 抑制剂。

四、起始剂量和递增方法

治疗前应注意利尿剂已维持在最合适剂量。因液体潴留可减弱 ACE 抑制剂的疗效；而容量不足又可加剧 ACE 抑制剂的不良反应。ACE 抑制剂应用的基本原则是从很小剂量起始，逐渐递增，直至达到目标剂量。一般每隔 3～7d 剂量倍增 1 次。剂量调整的快慢取决于患者的临床状况。有低血压史、低钠血症、糖尿病、氮质血症以及服用保钾利尿剂者，递增速度宜慢。ACE 抑制剂的耐受性约为 90％。

五、目标剂量和最大耐受剂量

在大量的随机对照临床试验中，ACE 抑制剂的剂量不是根据患者治疗反应而定的，而是达到了规定的目标剂量。临床上小剂量应用现象十分普遍，以为小剂量也同样有效而且更好，这是一种误解。一些研究表明，大剂量较之小剂量对血流动力学、神经内分泌、症状和预后产生更大作用。因此应该尽量将剂量增加到目标剂量或最大耐受剂量。

六、维持应用

一旦剂量调整到目标剂量或最大耐受剂量，应终生使用。ACE 抑制剂良好治疗反应通常要到 1～2 个月或更长时间才显示出来，但即使症状改善并不明显，仍应长期维持治疗，以减少死亡或住院的危险性。撤除 ACE 抑制剂有可能导致临床状况恶化，应予避免。

七、不同类型 ACE 抑制剂的效果和选择

目前已有的证据表明，ACE 抑制剂治疗慢性收缩性心力衰竭是一类药物的效应，各种 ACE 抑制剂对心力衰竭患者的症状、临床状况、死亡率或疾病进展均无差别。各种 ACE 抑制剂药理学的差别如组织选择性、ACE 结合部位、短或长效等，对临床影响不大。因此在临床实践中，各种 ACE 抑制剂均可应用。

八、应用要点

（1）全部收缩性心力衰竭患者必须应用 ACE 抑制剂，包括无症状性心力衰竭，LVEF＜45％者，除非有禁忌证或不能耐受。

（2）必须告知患者

① 疗效在数周或数月后才出现，即使症状未见改善，仍可降低疾病进展的危险性。

② 不良反应可能早期就发生，但不妨碍长期应用。

（3）ACE 抑制剂需长期应用。

（4）ACE 抑制剂一般与利尿剂合用，如无液体潴留时亦可单独应用，一般不需补充钾盐。ACE 抑制剂亦可与 β 受体阻滞剂和（或）地高辛合用。

（5）ACE 抑制剂禁忌证或须慎用的情况　对 ACE 抑制剂曾有致命性不良反应的患者，如曾有血管神经性水肿、无尿性肾衰竭或妊娠妇女，绝对禁用 ACE 抑制剂。以下情况须慎用：

① 双侧肾动脉狭窄。

② 血肌酐水平显著升高 [>225.2μmol/L（3mg/dL）]。

③ 高血钾症（>5.5mmol/L）。

④ 低血压（收缩压<90mmHg）：低血压患者需经其他处理，待血流动力学稳定后再决定是否应用 ACE 抑制剂。

（6）ACE 抑制剂的剂量：必须从很小剂量开始，如能耐受则每隔 3～7d 剂量加倍。增加剂量及过程需个体化，起始治疗前需注意利尿剂已维持在最合适剂量。起始治疗后 1～2 周内应监测肾功能和血钾，以后定期复查。根据 ATLAS 临床试验结果，推荐应用大剂量。ACE 抑制剂的目标剂量或最大耐受量不根据患者治疗反应来决定，只要患者能耐受，可一直增加到最大耐受量，一旦达到最大耐受量后，即可长期维持应用。

九、常用 ACE 抑制剂的参考剂量

常用 ACE 抑制剂的参考剂量如表 2-7 所示。

表 2-7　常用 ACE 抑制剂的参考剂量

药物	起始剂量	目标剂量
卡托普利	6.25mg,3 次/d	25～50mg,3 次/d
依那普利	2.5mg,1 次/d	10mg,2 次/d
培哚普利	2mg,1 次/d	4mg,1 次/d
雷米普利	1.25～2.5mg,1 次/d	2.5～5mg,2 次/d
贝那普利	2.5mg,1 次/d	5～10mg,2 次/d
福辛普利	10mg,1 次/d	20～40mg,1 次/d
西拉普利	0.5mg,1 次/d	1～2.5mg,1 次/d
赖诺普利	2.5mg,1 次/d	5～20mg,1 次/d

注：参考《欧洲心脏病学会心力衰竭指南》。

第八节　β 受体阻滞剂治疗心力衰竭的策略

一、适应证

所有 NYHA 心功能 Ⅱ、Ⅲ 级患者病情稳定,LVEF <40％者,均必须应用 β 受体阻滞剂,除非有禁忌证或不能耐受。上述患者应尽早开始应用 β 受体阻滞剂,不要等到其他疗法无效时才用,因患者可能在延迟用药期间死亡。而 β 受体阻滞剂如能早期应用,有可能防止死亡。应在 ACE 抑制剂和利尿剂的基础上加用 β 受体阻滞剂,洋地黄亦可应用。病情不稳定的或 NYHA 心功能 Ⅳ 级的心力衰竭患者,一般不用 β 受体阻滞剂。但 NYHA 心功能

Ⅳ级患者，如病情已稳定，无液体潴留，体重恒定，且不需要静脉用药者，可考虑在严密监护下，由专科医师指导应用。

β受体阻滞剂是一作用较强的负性肌力药，治疗初期对心功能有抑制作用，但长期治疗（≥3个月）则一直改善心功能，LVEF增加。因此，β受体阻滞剂只适用于慢性心力衰竭的长期治疗，绝对不能作为"抢救"治疗应用于急性失代偿性心力衰竭者、难治性心力衰竭需要静脉应用正性肌力药者、因大量液体潴留需强力利尿者。

虽然β受体阻滞剂能掩盖低血糖的症状，但有资料表明糖尿病患者获益更多，所以心力衰竭伴糖尿病者仍可应用。

二、禁忌证

（1）支气管痉挛性疾病。

（2）心动过缓（心率<60次/min）。

（3）二度及以上房室传导阻滞（除非已安装起搏器）均不能应用。

（4）有明显液体潴留，需大量利尿者，暂时不能应用。

（5）重度急性心力衰竭。

三、β受体阻滞剂制剂的选择

临床试验表明，选择性 $β_1$ 受体阻滞剂与非选择性 β 兼

α$_1$受体阻滞剂同样可降低病死率和罹患率。两种制剂究竟何者为优，目前虽有一些试验，但样本量偏小，力度不够，使用的是血流动力学等替代终点，因而尚不足以定论。目前的意见是：选择性β$_1$受体阻滞剂美托洛尔、比索洛尔和非选择性β兼α$_1$受体阻滞剂卡维地洛均可用于慢性心力衰竭的治疗。

四、β受体阻滞剂治疗心力衰竭的用法

1. 起始和维持治疗　起始治疗前患者已无明显液体潴留，体重恒定，利尿剂已维持在最合适剂量。β受体阻滞剂必须从极小剂量开始（美托洛尔 12.5mg/d，比索洛尔 1.25mg/d，卡维地洛 3.125mg/d，每天剂量分 2 次服用）。每 2～4 周剂量加倍。达最大耐受剂量或目标剂量后长期维持，不按照患者的治疗反应来确定剂量。

2. 最大剂量的确定　确定 β 受体阻滞剂治疗心力衰竭的剂量，原则与 ACE 抑制剂相同，并不按患者的治疗反应来定，应增加到事先设定的靶剂量。如患者不能耐受靶剂量，亦可用较低剂量，即最大耐受量。临床试验表明高剂量优于低剂量，但低剂量仍能降低病死率，因此，如不能耐受高剂量，仍应低剂量维持应用。治疗宜个体化，以达到最大耐受量，但清醒时静息心率不宜<55 次/min。

3. 用药剂量的调整　应避免突然撤药，以防引起病情显著恶化。如在 β 受体阻滞剂用药期间，心力衰竭有轻

或中度加重，首先应调整利尿剂和 ACE 抑制剂的用量，以达到临床稳定。如病情恶化需静脉用药时，可将 β 受体阻滞剂暂时减量或停用，病情稳定后再加量或继续应用。如需静脉应用正性肌力药时，磷酸二酯酶抑制剂较 β 受体激动剂更为合适，因后者的作用可被 β 受体阻滞剂所拮抗。

五、用药期间的监测

1. 低血压　特别是有 α 受体阻滞作用的制剂易于发生，一般在首剂或加量的 24～48h 内发生。可将 ACE 抑制剂或扩血管剂减量或与 β 受体阻滞剂在每日不同时间应用，一般不将利尿剂减量。

2. 液体潴留和心力衰竭恶化　常在起始治疗 3～5d 体重增加，如不处理，1～2 周后常致心力衰竭恶化。应告知患者每日称体重，如有增加，立即加大利尿剂用量。

3. 心动过缓和房室传导阻滞　与 β 受体阻滞剂剂量大小成正比，如心率＜55 次/min，或出现二、三度房室传导阻滞，应将 β 受体阻滞剂减量或停用。

第九节　洋地黄类药物治疗心力衰竭的策略

一、适应证

（1）各种心脏病引起的充血性心力衰竭。

（2）快速性室上性心律失常　心房颤动、心房扑动、房性心动过速、阵发性室上性心动过速。

二、禁忌证

（1）电复律禁用，急性心肌梗死急性期时禁用；洋地黄中毒、洋地黄过敏时禁用。

（2）非适应证（相对禁忌证）　肥厚型梗阻性心肌病，室性心动过速，完全性房室传导阻滞，病态窦房结综合征，预激综合征并房颤。

三、洋地黄中毒的诊断与治疗

1. 中毒表现

（1）心律失常：最常见者为室性期前收缩，多表现为二联律。快速性房性心律失常伴传导阻滞是洋地黄中毒的特征性表现。

（2）胃肠道反应：如恶心、呕吐。

（3）中枢神经的症状：如视物模糊、黄视。

2. 中毒诊断

（1）根据胃肠道及神经系统症状，特征性心律失常和地高辛血浓度的升高。

（2）地高辛浓度 $1\sim2ng/mL$ 是治疗范围，高于或低于此范围不能肯定或否定洋地黄中毒。

（3）低血钾、低血镁有参考价值。

3．中毒处理

（1）早期诊断并停药。

（2）积极补钾、补镁。

（3）治疗心律失常：应用苯妥英钠或利多卡因，心动过缓者用阿托品，电复律禁用。

（4）严重中毒：地高辛特异抗体。

四、地高辛的应用方法

目前多采用自开始即用固定的维持量给药方法，即维持量疗法，0.125～0.25mg/d；对于 70 岁以上或肾功能受损者，地高辛宜用小剂量（0.125mg）每日 1 次或隔日 1 次。必要时，如为了控制心房颤动的心室率，可采用较大剂量（0.375～0.50mg/d）。

五、洋地黄在心力衰竭治疗中的应用要点

（1）地高辛应用的目的在于改善收缩性心力衰竭患者的临床状况，应与利尿剂、ACE 抑制剂和 β 受体阻滞剂联合应用。地高辛也可用于伴有快速心室率的心房颤动患者。

（2）地高辛没有明显的降低心力衰竭患者死亡率的作用，因而不主张早期应用。不推荐应用于 NYHA 心功能I 级患者。

（3）地高辛常用剂量 0.125～0.25mg/d。70 岁以上、

肾功能减退者宜用 0.125mg，1 日 1 次或隔日 1 次。

第十节　心力衰竭病因及合并临床情况的处理

一、心血管疾病

1. **心力衰竭并发心律失常**

（1）心力衰竭合并房颤

① 控制心室率：首选地高辛，胺碘酮，β受体阻滞剂。

② 节律控制：电复律或胺碘酮药物复律。

③ 预防血栓栓塞：口服华法林，使国际标准化比值（INR）在 2.0～3.0。可使用新型口服抗凝剂II因子抑制剂和Xa因子抑制剂，如达比加群酯、阿哌沙班和利伐沙班。

（2）急性心力衰竭合并房颤：充分抗凝（如普通肝素或低分子肝素），控制心室率首选地高辛或毛花苷 C 静脉注射；也可静脉缓慢注射胺碘酮，10～20min 内给予 150～300mg。

（3）室性心律失常：应用胺碘酮，严重反复发作者推荐 ICD。

（4）症状性心动过缓及房室传导阻滞：应用阿托品，多巴胺或多巴酚丁胺，重症患者可考虑行起搏器置入术。

2. **心力衰竭合并心脏瓣膜病**

所有有症状的心脏瓣膜病伴慢性心力衰竭（NYHA II级及以上）、心脏瓣膜病伴急性心力衰竭以及重度主动脉瓣病变伴晕厥或心绞痛的患者，均需手术置换或修补瓣膜，有充分证据表明，手术治疗有效和有益，可提高患者长期生存率。

3. 冠心病

（1）慢性心力衰竭合并冠心病：缓解心绞痛首选β受体阻滞剂，如不能耐受，可用伊伐布雷定（窦性心律者）、硝酸酯或氨氯地平，或尼可地尔。如使用2种抗心绞痛药物治疗后仍有心绞痛，应行冠状动脉血运重建。

（2）急性心力衰竭合并冠心病

① ST段抬高型AMI患者：若有溶栓和直接PCI的指征，在治疗时间窗内，可行急诊PCI或静脉溶栓治疗。

② 非ST段抬高型急性冠状动脉综合征：建议早期行血运重建治疗（PCI或CABG），如果血液动力学不稳定，可行紧急血运重建术。

③ 不稳定型心绞痛或MI并发心源性休克：经冠状动脉造影证实为严重左主干或多支血管病变，并在确认PCI和溶栓治疗无效的前提下，可考虑在积极地抗急性心衰药物治疗、机械通气、主动脉内球囊反搏（IABP）等辅助下，甚至在体外循环支持下立即行急症CABG术。

④ MI后机械合并症：a. 心室游离壁破裂，立即手术。b. 室间隔穿孔，应早期手术修补，同期进行CABG术。急诊手术适用于大的室间隔穿孔合并心源性休克的患者，但手术病死率很高。经皮室间隔缺损封堵术可用于部分经选择的患者。c. 重度二尖瓣关闭不全，本病在AMI

伴心源性休克的患者中约占 10%，多出现在 2～7d。完全性乳头肌断裂者多在 24h 内死亡，而乳头肌功能不全者较为多见，预后较好。应在 IABP 支持下行冠状动脉造影。出现肺水肿者应立即行瓣膜修补术或瓣膜置换术，并同期行 CABG 术。

4. 高血压

(1) 慢性心力衰竭合并高血压的处理：有效降压可减少心力衰竭的发生率达 50%。首先推荐 ACEI（或 ARB），β受体阻滞剂和醛固酮受体拮抗剂中的至少 1 种或多种联合；如血压仍高，可加用噻嗪类利尿剂；如仍控制不佳，可再加用氨氯地平，或非洛地平。避免使用具有心脏抑制作用的大多数 CCB（仅对 HF-REF）、有钠潴留作用的强效血管扩张剂（如α受体阻滞剂）。

(2) 急性心衰合并高血压的处理：临床特点是血压高，心力衰竭发展迅速，主要是 HF-PEF。可静脉给予硝酸甘油或硝普钠，静脉给予呋塞米等袢利尿剂能辅助降压。应把握适当的降压速度，快速降压会加重脏器缺血。如病情较轻，可在 24～48h 内逐渐降压；对于病情重伴肺水肿的患者，应在 1h 内将平均动脉压较治疗前降低≤25%，2～6h 降至 160/(100～110)mmHg，24～48h 内使血压逐渐降至正常。

5. 糖尿病　积极控制血糖水平，ACEI（或 ARB）和β受体阻滞剂可防止心力衰竭发展，但需避免应用噻唑烷二酮类药物，伴严重肾或肝功能损害的患者不推荐使用二甲双胍。

6. 急性重症心肌炎

（1）积极治疗急性心力衰竭：SaO_2 过低的患者应予以氧气疗法和人工辅助呼吸。对于伴严重肺水肿和心源性休克的患者，应在血流动力学监测下应用血管活性药物、IABP 以及机械辅助装置等。

（2）药物应用：糖皮质激素适用于有严重心律失常（主要为高度或三度房室传导阻滞）、心源性休克、心脏扩大伴急性心力衰竭的患者，短期应用。

（3）非药物治疗：对于严重的缓慢性心律失常伴血液动力学改变的患者，应安置临时心脏起搏器；严重泵衰竭患者可采用 LVAD；血液净化疗法有助于清除血液中大量的炎症因子、细胞毒性产物以及急性肝肾功能损害后产生的代谢产物，避免心肌继续损伤。

二、非心血管疾病

1. 肾功能不全 慢性心力衰竭尤其病程较长的患者常伴轻至中度肾功能不全，也是患者预后不良的预测因素之一。血肌酐增至 $265.2\mu mol/L$（3mg/dL）以上，现有治疗的效果将受到严重影响，且其毒性增加。血肌酐＞$442.0\mu mol/L$（5mg/dL），可出现难治性水肿，应尽快纠正。严重的肾衰竭如应用多种及大剂量利尿剂并加多巴胺治疗仍无效时，应做血液透析，尤其是伴低钠血症、酸中毒和难治性水肿的患者。

2. 肺部疾病 慢性心力衰竭伴慢性阻塞性肺疾病（COPD）而无支气管哮喘者，仍会从β受体阻滞剂治疗中获益，建议使用高度选择性β受体阻滞剂，如比索洛尔、美托洛尔。

3. 其他疾病

（1）癌症：大多数蒽环类抗癌药所致的心肌病有显著的心动过速，β受体阻滞剂可能有益。

（2）缺铁和贫血：缺铁可导致心力衰竭患者肌肉功能异常，并引起贫血。无基础心脏疾病时贫血很少引起心力衰竭，但重度贫血（如血红蛋白＜50g/L）可引起高输出量心力衰竭，另一方面，心力衰竭患者常存在贫血，加重心力衰竭，影响预后。应用促红细胞生成素（Ⅱb类，C级）和铁剂的益处尚未明确。

（3）抑郁症：选择性5-羟色胺再摄取抑制剂较安全，也有一定疗效，而三环类抗抑郁药则可能引起低血压、心力衰竭恶化和心律失常。

（4）痛风：别嘌呤醇和苯溴马隆均可用于预防痛风。秋水仙碱或非甾体抗炎剂可用来治疗痛风发作，但前者禁用于严重肾功能不全患者，后者对心衰不利。

（5）前列腺梗阻：α-肾上腺素受体阻断剂有一定疗效，适用于伴高血压的患者，但可导致低血压、水钠潴留，通常更倾向于选用5-α还原酶抑制剂。对于肾功能恶化的男性患者应该除外本病。

（郭义山　张冠兆）

附 A：心力衰竭患者容量管理流程图

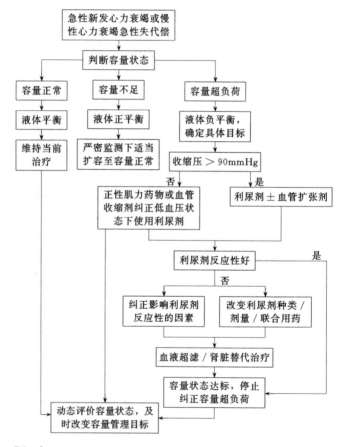

附 B：心力衰竭患者容量评估流程图

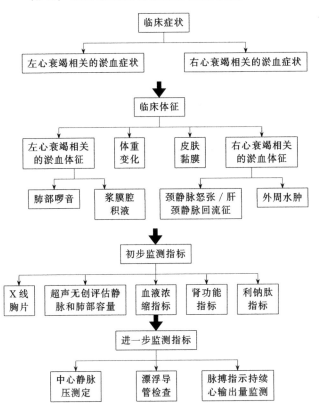

第三章　冠心病

第一节　概　　述

一、冠心病临床分型

1. 隐匿型冠心病或无症状性心肌缺血　无症状，但有心肌缺血的心电图改变。心肌无组织形态改变。

2. 心绞痛　有发作性胸骨后疼痛，为一时性心肌供血不足引起。心肌多无组织形态改变。

3. 心肌梗死　症状严重，为冠状动脉闭塞致心肌急性缺血性坏死所引起。

4. 缺血性心肌病　长期心肌缺血所导致的心肌逐渐纤维化，过去称为心肌纤维化或心肌硬化。表现为心脏增大、心力衰竭和（或）心律失常。

5. 猝死　突发心脏骤停而死亡，多为心脏局部发生电生理紊乱或起搏、传导功能发生障碍引起严重心律失常所致。

根据发病特点和治疗原则不同分为：

（1）慢性冠脉病：也称慢性心肌缺血综合征，包括稳定型心绞痛、缺血性心肌病和隐匿性冠心病。

（2）急性冠状动脉综合征（acute coronary syndrome，ACS）：指由于冠状动脉急性变化，血流突然减少，包括不稳定型心绞痛、非 ST 段抬高型心肌梗死、ST 段抬高型心肌梗死和冠心病猝死。

二、检查方法

1. 静息心电图　约半数以上心电图正常。

2. 心电图运动试验　如平静心电图未见心肌缺血表现，可进行运动试验，以增加心脏负荷，激发心肌缺血。

3. 心绞痛发作时心电图　绝大多数患者可出现暂时性心肌缺血或心肌梗死图形。

4. 心电图连续监测　适用于在日常活动期有心肌缺血发作，而用其他检查不能发现的无缺血症状的冠心病患者。

5. ^{201}铊心肌显像　根据休息或运动后有无铊显像的灌注缺损来协助诊断。急性心肌梗死后瘢痕或明显心肌缺血区可示灌注缺损。运动心肌灌注显像法可检出单支冠状动脉病变的患者，比心电图运动试验更为敏感。对不能适当运动的患者，在做心肌灌注闪烁显像前，可应用双嘧达莫（潘生丁）、腺苷和多巴胺等药物试验，引起"冠状动脉窃血"，类似运动试验。

6. 超声心动图　二维超声心动图对评估慢性冠心病患者左心室整体和局部功能有用。在运动后立刻进行超声显像，可通过确定新的室壁运动异常部位来检出心肌缺血部位。诊断准确性与运动^{201}铊心肌灌注核素闪烁法显像的准确性相似，优于心电图运动试验。

7. 多层螺旋 CT 冠状动脉成像（CTA）　进行冠状动脉二维或三维重建，用于判断冠脉管腔狭窄程度和管壁钙化情况，对于判断管壁内斑块分布范围和性质也有一定意义。

8. 冠状动脉造影　本造影适用不能确诊的可疑心绞痛患者或虽经内科治疗心绞痛仍较明显者，为明确病变程度，为冠脉腔内成形术或冠脉搭桥手术做准备。

第二节　稳定型心绞痛

稳定型心绞痛也称劳力性心绞痛，是在冠状动脉固定性严重狭窄基础上，由于心肌负荷的增加引起心肌急剧的、暂时的缺血缺氧的临床综合征。其特点为阵发性的前胸压榨样疼痛或憋闷感觉，主要位于胸骨后部，可放射至心前区和左上肢尺侧，常发生于劳力负荷增加时，持续数分钟，休息或舌下含服硝酸酯制剂后疼痛可迅速消失。疼痛发作的程度、频度、性质及诱发因素在数周至数月内无明显变化。

一、临床表现

1. 诱因　如用力过度、劳累、情绪激动（发怒、焦急、过度兴奋)、饱餐或突然受冷等,疼痛多发生于激动或劳累的当时,而非之后。

2. 部位　疼痛的部位以胸骨后痛最常见,也可以是心前区痛。疼痛的范围为一区域,而不是一点,并常放射至左肩及左上肢前内侧,达无名指和小指。有时疼痛放射至颈部、下颌、咽部或上腹部并伴消化道症状。偶尔放射区疼痛成为主要症状,而心前区痛反而不明显。

3. 性质　疼痛的性质因人而异,多为沉重、压榨、窒息或闷胀感,有时有濒死的恐惧感。心绞痛的特征是疼痛的程度逐渐加重,然后逐渐减轻、消失,很少呈针刺样或搔抓样痛,不受体位或呼吸的影响。疼痛的程度可轻可重。重者常迫使患者停止动作,不敢活动和讲话,伴面色苍白、表情焦虑,甚至出冷汗。重症心绞痛,特别是多支病变者,对硝酸甘油反应迟钝或无反应

4. 持续时间　疼痛持续时间多为 3~5min,很少超过30min。

5. 缓解方式　休息或含用硝酸甘油片,在 1~2min内(很少超过 5min)消失。

6. 体征　平时一般无异常体征,心绞痛发作时常见心率增快、血压升高、表情焦虑、皮肤冷或出汗,有时出现第四或第三心音奔马律。可有暂时性心尖部收缩期杂音,是乳头肌缺血以致功能失调引起二尖瓣关闭不全所致。

二、心电图特征

约有半数病例平时静息心电图在正常范围内，也可能有陈旧性心肌梗死或非特异性 ST 段及 T 波改变。有时有室性、房性期前收缩（早搏）或传导阻滞等心律失常。

当心绞痛发作时，以 R 波为主的导联上可有 ST 段降低及 T 波低平或倒置等心肌缺血改变，心肌缺血时可出现明显的 ST 段压低（$\geqslant 0.1\text{mV}$），发作缓解后恢复。有时仅出现 T 波倒置，或在平时 T 波倒置的病例，于发作时 T 波变为直立，即所谓假性正常化。T 波改变对心肌缺血的意义虽不如 ST 段，但如与平时心电图相比有明显差别，也有助于诊断。

三、稳定型心绞痛分级

根据加拿大心血管病学会（CCS）分级分为四级。

Ⅰ级：一般体力活动（如步行和登楼）不受限，仅在强、快或持续用力时发生心绞痛。

Ⅱ级：一般体力活动轻度受限。快步、饭后、寒冷或风中、精神应激或醒后数小时内发作心绞痛。一般情况下平地步行 200m 以上或登楼一层以上受限。

Ⅲ级：一般体力活动明显受限，一般情况下平地步行 200m 内，或登楼一层引起心绞痛。

Ⅳ级：轻微体力活动（如在室内缓行）或休息时即可发生心绞痛。

四、内科处理

1. 控制危险因素

（1）调整血脂：所有稳定型心绞痛患者都需生活方式干预，包括适当的日常体力活动和控制体重。饮食指导，以减少饱和脂肪和胆固醇摄入。血脂异常者必要时应给予充分剂量的他汀类治疗。对不能耐受他汀类治疗的患者，应用其他调脂药物（包括烟酸等）

（2）控制血压：血压＞140/90mmHg 的患者需接受降压治疗，减少钠和奶制品的摄入，根据患者的临床特异性给予药物治疗，包括 ACEI/ARB 或 β 受体阻滞剂，并根据血压情况适当加用利尿剂、CCB 类药物等。

（3）糖尿病的处理：病程短、预期寿命长者，应控制糖化血红蛋白（HbA1c）<7％；对某些患者，根据年龄、低血糖发生史、是否存在微血管病变并发症或其他并发症，控制 HbA1c 在 7％～9％。

（4）体力活动：应鼓励患者每周 5～7 天做 30～60min 中至大活动量的有氧运动，同时参加其他活动，以改善心肺功能。

（5）控制体重：每次患者就诊时，均应测定体质指数和腰围，鼓励患者控制体重，生活方式干预、体力活动等，使体重和腰围控制在一定范围内。最初的措施是使体重下降 5％～10％。

（6）戒烟：鼓励患者戒烟和避免二手烟。

（7）精神因素的处理：应筛选患者是否存在抑郁症，必要时给予治疗。

（8）控制酒精摄入。

（9）环境污染：避免接触污染环境，减低心血管事件。

2. 预防心肌梗死和死亡

（1）抗血小板治疗：如无禁忌证，均应每天服用75～150mg阿司匹林，如存在阿司匹林禁忌证，可用氯吡格雷、替格瑞洛、吲哚布芬；对于高危患者，可双联抗血小板治疗，但不用双嘧达莫作为抗血小板治疗。

（2）β受体阻滞剂：如无禁忌证，应启动β受体阻滞剂治疗，以减低死亡风险。

（3）肾素-血管紧张素-醛固酮系统（RAAS）阻滞剂：所有稳定性冠心病伴高血压、糖尿病、LVEF＜40%、慢性肾病患者，如无禁忌指征，均应接受 ACEI/ARB。

（4）感冒疫苗接种：推荐每年接种感冒疫苗。

（5）他汀类药物：他汀类药物能有效降低 TC 和 LDL-C，还有延缓斑块进展、稳定斑块和抗炎等调脂以外的作用。

不推荐其他治疗以试图减少心肌梗死或死亡风险：如更年期女性激素替代疗法、维生素 C、维生素 E、叶酸、维生素 B_6、维生素 B_{12}、大蒜素、辅酶 Q_{10} 等。

3. 对症治疗

（1）抗心肌缺血治疗：舌下含服硝酸甘油或硝酸甘油喷雾有助于快速缓解症状。β受体阻滞剂应是缓解稳定型心绞痛患者的优先选择。当β受体阻滞剂治疗控制症状不佳时，可用 CCB 或长效硝酸酯，或联合β受体阻滞剂。也可用长效非二氢吡啶类 CCB 替代β受体阻滞剂。某些其他药物也可能对抗心肌缺血治疗具有一定的作用，如伊伐布雷定、尼可地尔、曲美他嗪、别嘌呤醇和吗多明等。

（2）难治性心绞痛其他治疗：可考虑采用体外反搏和经心肌血管重建和脊神经刺激等方法用于治疗顽固性心绞痛。

五、血运重建

稳定型冠心病患者的冠脉血运重建除改善症状外，更需注重改善患者的远期生存率，包括经皮冠状动脉介入治疗（PCI）、冠状动脉旁路移植术（CABG）。

PCI 或 CABG 的选择需根据冠状动脉病变的情况和患者对于开胸手术的耐受程度及患者的意愿等综合考虑，推荐对无保护左主干和复杂冠脉病变患者由心脏团队作出血运重建决策；对无保护左主干患者计算 STS 和 SYNTAX 积分是合理的。

冠脉杂交手术是指计划中左内乳动脉至前降支旁路移植＋其他冠脉血管 PCI 治疗。适用于：以往经典的 CABG

患者；缺乏合适的移植血管；前降支不宜 PCI 等情况。

六、随访

每年至少随访 1 次，包括评估症状和临床心功能状态，心电图检查，检测某些并发症，例如心力衰竭、心律失常危险因素控制情况以及改变生活方式和药物治疗的依从性。对新发或加重心力衰竭或心肌梗死患者，应用超声心动图或核素显像测定 LVEF 和节段性室壁运动。注意监测冠心病患者常见的重要合并症（糖尿病、抑郁症、慢性肾病、高血压），新近发生或症状加重但又不支持不稳定型心绞痛诊断的稳定型冠心病患者，推荐运动试验。如不能运动或心电图不能分析（例如完全性左束支传导阻滞），则推荐药物负荷核素心肌显像、超声心动图和心脏MRI。不管这些患者的运动能力如何，冠脉 CTA 对评估旁路移植血管或直径＞3mm 支架也可能有用。但冠脉 CTA不主张用于直径＜3mm 的自身冠脉中重度钙化的患者。

对以往存在无症状性心肌缺血、反复发生心脏事件危险性高、不能适当运动、心电图不能分析心肌缺血、以往不完全血运重建的稳定型冠心病患者，每 2 年行核素心肌显像、超声心动图或心脏 MRI 随访。如能适当运动且心电图可以分析心肌缺血时，则可考虑每年 1 次心电图运动试验。但对无新近发生症状或症状加重、以往没有无症状性心肌缺血证据、不存在复发心脏事件高风险的稳定型心肌缺血患者，每年心电图运动试验的有用性还没明确。对无症状性心肌缺血患者不推荐 CABG 后每 5 年或 PCI 后每 2 年行运动试验或药物负荷核素心肌显像、超声心动图或 MRI 或冠脉 CTA 的随访。

第三节 不稳定型心绞痛和非 ST 段 抬高型心肌梗死

一、定义和分型

不稳定型心绞痛（UA）和非 ST 段抬高型心肌梗死（NSTEMI）是由于冠状动脉粥样斑块破裂或糜烂，伴有不同程度的表面血栓形成，血管痉挛及远端血管栓塞所导致的一组临床症状，合称为非 ST 段抬高型急性冠脉综合征。UA/NSTEMI 的病因和临床表现相似但程度不同，主要不同表现在缺血严重程度以及是否导致心肌损害。

UA 根据临床表现可以分为以下三种：

（1）静息型心绞痛：发作于休息时，持续时间通常 > 20min。

（2）初发型心绞痛：通常在首发症状 1～2 个月内、很轻的体力活动可诱发（程度至少达 CCS Ⅲ 级）。

（3）恶化型心绞痛：在相对稳定的劳力性心绞痛基础上心绞痛逐渐增强（疼痛更剧烈、时间更长或更频繁，按

CCS 分级至少增加 I 级水平，程度至少 CCS Ⅲ 级）。

变异型心绞痛的特征为静息心绞痛，表现为一过性 ST 段动态改变（抬高），是 UA 的一种类型，其发病机制为冠脉痉挛。

二、临床表现

1. 症状　UA 胸部不适的性质与典型的稳定性心绞痛相似，通常程度更重，持续时间更长，可达数十分钟，胸痛在休息时可发生。如下临床表现有助于 UA 的诊断：诱发心绞痛的体力活动阈值突然或持久降低；心绞痛发生频率、严重程度和持续时间增加；出现静息或夜间心绞痛；胸痛放射至附近的或新的部位；发作时伴有新的相关症状，如出汗、恶心、呕吐、心悸或呼吸困难。常规休息或舌下含服硝酸甘油只能暂时甚至不能完全缓解症状。但症状不典型者也不少见，尤其在老年女性或糖尿病患者中多见。

2. 体征　体检可发现一过性第三心音或第四心音，以及由于二尖瓣反流引起的一过性收缩期杂音。

三、心电图表现

大多数患者胸痛发作时有一过性 ST 段（抬高或压低）和 T 波（低平或倒置）改变，其中 ST 段的动态改变（≥0.1mV 的抬高或压低）是严重冠脉疾病的表现，可能会发生急性心肌梗死或猝死。通常上述心电图动态改变可随着心绞痛的缓解而完全或部分消失。

四、连续心电监护

一过性急性心肌缺血并不一定表现为胸痛，出现胸痛症状前就可发生心肌缺血。连续的心电监测可发现无症状或心绞痛发作时的 ST 段改变。连续 24h 心电监护发现，85％～90％的心肌缺血可不伴有心绞痛症状。

五、冠状动脉造影和其他侵入性检查

冠状动脉造影能提供详细的血管相关信息，帮助指导治疗并评价预后。在长期稳定型心绞痛基础上出现的 UA 患者常有多支冠状动脉病变，而新发作的静息心绞痛患者可能只有单支冠状动脉病变。在冠状动脉造影正常或无阻塞性病变的 UA 患者中，有些患者的心绞痛诊断可能为误诊；在另外一些患者中，胸痛可能为冠脉痉挛、冠脉内血栓自发性溶解、微循环灌注障碍所致。冠脉内超声显像和光学相干断层显像可以准确提供斑块分布、性质、大小和有否斑块破溃及血栓形成等更准确的粥样硬化斑块信息。

六、心脏标志物的检测

心脏肌钙蛋白（cTn）T 及 I 较传统的肌酸激酶

（CK）和肌酸激酶同乙酶（CK-MB）更为敏感、更可靠，根据最新的欧洲和美国心肌梗死新定义，在症状发生后24h内，cTn的峰值超过正常对照值的99百分位需考虑NSTEMI的诊断。另外，cTn阴性者需考虑由于骨骼肌损伤所致的CK-MB升高。临床上UA的诊断主要依靠临床表现以及发作时心电图ST-T的动态改变，如cTn阳性意味该患者已发生少量心肌损伤，相比cTn阴性的患者其预后较差。

七、严重程度分级及危险分层

不稳定型心绞痛严重程度分级及危险分层见表3-1和表3-2。

表3-1　不稳定型心绞痛严重程度分级（Braunwald分级）

严重程度	定义	1年内死亡或MI的发生率/%
Ⅰ级	严重的初发型心绞痛或恶化型心绞痛，无静息疼痛	7.3%
Ⅱ级	亚急性静息型心绞痛（一个月发生过，但48h内无发作）	10.3%
Ⅲ级临床环境	急性静息型心绞痛（在48h内有发作）	10.8%
A	继发性心绞痛，在冠脉狭窄基础上，存在加剧心肌缺血的冠脉以外的疾病	14.1%
B	原发性心绞痛，无加剧心肌缺血的冠脉以外的疾病	8.5%
C	心肌梗死后心绞痛，心肌梗死后2周内发生的不稳定型心绞痛	18.5%

表 3-2 不稳定型心绞痛患者死亡或非致死性心肌梗死的短期危险分层

项目	高度危险性 (至少具备下列 1 条)	中度危险性(无高度的特征 但具备下列任何 1 条)	低度危险性(无中高度的 特征,但具备下列任何 1 条)
病史	缺血性症状在 48h 内恶化	既往心肌梗死,或脑血管疾病,或 冠脉旁路移植术,或使用阿司匹林	
疼痛特点	长时间(>20min)静息性胸痛	长时间(>20min)静息性胸痛目前 缓解,并有高度或中度冠心病可能。 静息胸痛(<20min)或因休息或舌 下含服硝酸甘油缓解	过去 2 周内新发 CCS 分 级 III 或 IV 级心绞痛,但 无长时间(>20min)静息 性胸痛,有中度或高度冠 心病
临床表现	缺血引起的肺水肿,新出现二尖瓣 关闭不全杂音或原杂音加重,S_3 或 新出现啰音或原啰音加重,低血压, 心动过速,年龄>75 岁	年龄>75 岁	
心电图	静息性心绞痛伴一过性 ST 段改 变(>0.05mV)。新出现束支传导 阻滞或新出现的持续性心动过速	T 波倒置>0.2mV,病理性 Q 波	胸痛期间心电图正常或 无变化
心脏标记物	明显增高(即 cTnT>0.1μg/L)	轻度增高(即 cTnT>0.01,但< 0.1μg/L)	正常

八、治疗

1. **治疗原则**　UA/NSTEMI 是严重、具有潜在危险的疾病，其治疗主要有两个目的：即刻缓解缺血和预防严重不良反应后果（即死亡、心肌梗死或再梗死）。其治疗包括抗缺血治疗、抗血栓治疗和根据危险程度分层进行有创治疗。

2. **一般治疗**　患者应立即卧床休息，消除紧张情绪和顾虑，保持环境安静，可以应用小剂量的镇静剂和抗焦虑药物，约半数患者通过上述处理可减轻或缓解心绞痛。对于有发绀、呼吸困难或其他高危表现患者，给予吸氧，监测 SaO_2，维持在 90％以上。同时积极处理可能引起心肌耗氧增加的疾病。

3. **抗心肌缺血药物**　目的是为减少心肌耗氧量或扩张冠脉，缓解心绞痛发作。药物包括硝酸酯类、β受体阻滞剂、CCB 类药物。其中硝酸酯类扩张静脉，降低心脏前负荷，并降低心室舒张末压、降低心肌耗氧量，改善左心室局部和整体功能，还可扩张正常和粥样硬化的冠脉，缓解心肌缺血。β受体阻滞剂主要作用于心肌的 $β_1$ 受体而降低心肌耗氧量，减少心肌缺血反复发作，减少心肌梗死的发生，对改善近、远期预后均有重要作用。CCB 类药物可有效减轻心绞痛症状，可以作为治疗持续性心肌缺血的次选药物。CCB 为血管痉挛性心绞痛的首选药物，能有效降低心绞痛的发生率。

4. **抗血栓治疗** 包括抗血小板和抗凝治疗。其中抗血小板治疗为阿司匹林、ADP 受体拮抗剂和血小板糖蛋白 Ⅱ b/Ⅲ a（GPⅡ b/Ⅲ a）受体拮抗剂的治疗，除非有禁忌证，所有 UA/NSTEMI 患者均应尽早使用阿司匹林，ADP 受体拮抗剂通过阻断血小板的 P2Y12 受体抑制 ADP 诱导的血小板活化，与阿司匹林的作用机制不同，联合应用可以提高抗血小板疗效，常用的药物包括氯吡格雷、普拉格雷和替格瑞洛；GPⅡ b/Ⅲ a 受体拮抗剂通过结合血小板表明的 GPⅡ b/Ⅲ a 受体，达到抑制血小板聚集的目的，主要用于计划接收 PCI 术的 UA/NSTEMI 患者，常用药物包括替罗非班、依替巴肽和拉米非班。抗凝治疗常规应用于中危和高危的 UA/NSTEMI 患者中，常用的抗凝药包括普通肝素、低分子肝素、磺达肝癸钠和比伐芦定。

5. **调脂治疗** 他汀类药物在急性期可促使内皮细胞释放 NO，有类硝酸酯的作用，远期有抗炎症和稳定斑块的作用，能降低冠脉疾病的死亡和心肌梗死发生率。无论基线血脂水平，UA/NSTEMI 患者均应尽早（24h 内）开始使用他汀类药物。LDL-C 的目标值为＜70mg/dL。

6. **ACEI 或 ARB** 对 UA/NSTEMI 患者，长期应用 ACEI 能降低心血管事件发生率。

7. **血运重建治疗** 包括经皮冠状动脉介入治疗（PCI）和冠状动脉旁路移植术（CABG）。

九、预后和二级预防

UA/NSTEMI 的急性期一般在 2 个月左右，在此期间发生心肌梗死或死亡的风险最高。尽管住院期间的死亡率低于急性 ST 段抬高型心肌梗死（STEMI），但其长期的心血管事件发生率与 STEMI 接近，因此出院后要坚持长期药物治疗，控制缺血症状、降低心肌梗死和死亡的发生，包括服用双联抗血小板药物至少 12 个月，其他药物包括 β 受体拮抗剂、他汀类药物和 ACEI/ARB，严格控制危险因素，进行有计划及适当的运动锻炼。根据住院期间的各种事件、治疗效果和耐受性，予以个体化治疗。

所谓 ABCDE 方案对于指导二级预防有帮助：①抗血小板、抗心绞痛治疗和应用 ACEI；②β 受体阻滞剂预防心律失常，减轻心脏负荷；控制血压；控制 BMI；③控制血脂和戒烟，中医药治疗；④控制饮食和糖尿病治疗，应用复合维生素；⑤健康教育和运动，控制情绪。

第四节　急性 ST 段抬高型心肌梗死

STEMI 是指急性心肌缺血性坏死，大多是在冠状动脉病变的基础上，发生冠状动脉血供急剧减少或中断，使相应的心肌严重而持久地急性缺血所致。通常原因为在冠状动脉不稳定斑块破裂、糜烂基础上继发血栓形成导致冠状动脉血管持续、完全闭塞。

一、心肌梗死的临床表现

典型的 AMI 引起的胸痛通常是位于胸骨后或心前区的压榨样疼痛，常扩展到前胸两侧，性质较前剧烈，持续时间长达 30min 以上甚至数小时，含化硝酸甘油常不能像以前发作时那样有效缓解。可出现消化道症状、发热、心力衰竭、心源性休克及心律失常等临床表现。

8%～10%的 AMI 是无痛性的，尤其是在年龄大于 65 岁的亚组患者，他们往往有着较高的急性心力衰竭的发生率。

一些 AMI 患者不表现为典型的胸痛，而是表现为上腹痛、呼吸困难、恶心、呕吐等非典型症状，这些症状不易让患者联想到可能与心脏疾病有关从而延误就诊时间。AMI 的非典型表现应引起重视，常有如下的表现形式。

（1）新发生的或恶化的心力衰竭。

（2）典型的心绞痛表现，但性质不严重，亦无较长的持续时间。

（3）疼痛的位置不典型。

（4）中枢神经系统症状的表现，类似于缺血性中风，多发生于心排血量减少伴脑动脉硬化的患者。

（5）过度的焦虑或神经质。

（6）突发的躁狂或神经系统疾病表现。

（7）晕厥。

（8）急性消化不良。

（9）外周的血栓栓塞。

二、引起持续性胸痛的疾病

常见的引起持续性胸痛的疾病有：

（1）AMI。

（2）主动脉夹层。

（3）心包炎。

（4）肥厚型心肌病伴发的非典型心绞痛。

（5）食管、上消化道或胆道的疾病。

（6）肺脏的疾病：气胸、肺栓塞伴或不伴肺梗死。

（7）胸膜的疾病：胸膜炎、恶性肿瘤、与免疫性疾病相关的疾病。

（8）过度通气综合征。

（9）胸壁的疾病：骨骼疾病、神经病变。

（10）心因性疾病：诈病者（malingers）。

三、心肌梗死严重的临床表现及并发症

1. 心力衰竭　　主要为急性左心衰竭，临床上表现为程度不等的呼吸困难，严重者可端坐呼吸，咳粉红色泡沫痰。根据有无心力衰竭表现及其相应的血流动力学改变严重程度，AMI 引起的心力衰竭按 Killip 分级法可分为：

Ⅰ级　　尚无明显心力衰竭。

Ⅱ级　有左心衰竭，肺部啰音<50％肺野。

Ⅲ级　有急性肺水肿，全肺大、小、干、湿性啰音。

Ⅳ级　有心源性休克等不同程度或阶段的血流动力学变化。

AMI时，重度左心室衰竭或肺水肿与心源性休克同样是左心室排血功能障碍所引起，两者可以不同程度合并存在，常统称为心脏泵功能衰竭，或泵衰竭。

Forrester等对上述血流动力学分级作了调整，并与临床进行对照，分为如下四级：

Ⅰ级　无肺淤血和周围灌注不足；肺毛细血管压力（PCWP）和心排血指数（CI）正常。

Ⅱ级　单有肺淤血；PCWP增高（>18mmHg），CI正常 [>2.2L/(min·m²)]。

Ⅲ级　单有周围灌注不足；PCWP正常（<18mmHg），CI降低 [<2.2L/(min·m²)]，主要与血容量不足或心动过缓有关。

Ⅳ级　合并有肺淤血和周围灌注不足；PCWP增高（>18mmHg），CI降低 [<2.2L/(min·m²)]。

2. 右心室梗死　右胸导联（尤为 V_{4R}）ST 段抬高≥0.1mV 是右心室梗死最特异的改变。下壁梗死时出现低血压、无肺部啰音、伴颈静脉充盈或 Kussmaul 征（吸气时颈静脉充盈）是右室梗死的典型三联征。但临床上常因血容量减低而缺乏颈静脉充盈体征，主要表现为低血压。

维持右心室前负荷为其主要处理原则。下壁心肌梗死合并低血压时应避免使用硝酸酯和利尿剂，需积极扩容治疗，若补液 1～2L 血压仍不回升，应静脉滴注正性肌力药物多巴胺。在合并高度房室传导阻滞、对阿托品无反应时，应予临时起搏以增加心排血量。右心室梗死时也可出现左心功能不全引起的心源性休克，处理同左心室梗死时的心源性休克。

3. 心律失常　　AMI 由于缺血性心电不稳定可出现室性期前收缩（早搏）、室性心动过速、心室颤动或加速性心室自主心律；由于泵衰竭或过度交感兴奋可引起窦性心动过速、房性期前收缩（早搏）、心房颤动、心房扑动或室上性心动过速；由于缺血或自主神经反射可引起缓慢性心律失常（如窦性心动过缓、房室传导阻滞）。

4. 机械性并发症

（1）乳头肌功能失调或断裂：引起急性二尖瓣关闭不全时在心尖部出现全收缩期反流性杂音，但在心排血量降低时，杂音不一定可靠。二尖瓣反流还可能由于乳头肌功能不全或左心室扩大所致相对性二尖瓣关闭不全所引起。超声心动图和彩色多普勒是明确诊断并确定二尖瓣反流机制及程度的最佳方法。急性乳头肌断裂时突然发生左心衰竭和（或）低血压，主张血管扩张剂、利尿剂及 IABP 治疗，在血流动力学稳定的情况下急诊手术。因左心室扩大或乳头肌功能不全引起的二尖瓣反流，应积极药物治疗心力衰竭，改善心肌缺血并主张行血管重建术以改善心脏功能和二尖瓣反流。

(2) 心脏破裂：少见，常在起病 1 周内出现，多为心室游离壁破裂，造成急性心包填塞时可突然死亡。偶可为室间隔破裂造成穿孔，在胸骨左缘第 3～4 肋间出现响亮的收缩期杂音，可引起心力衰竭和休克而在数日内死亡。亚急性心脏破裂在短时间内破口被血块封住，可发展为亚急性心包填塞或假性室壁瘤。

(3) 栓塞：发生率 1%～6%，见于起病后 1～2 周，可为左心室附壁血栓脱落所致，引起脑、肾、脾或四肢等动脉栓塞。也可因下肢静脉血栓形成部分脱落所致，产生肺动脉栓塞，大块肺栓塞可导致猝死。

(4) 心室壁瘤：或称室壁瘤，主要见于左心室，查体可见左侧心界扩大，心脏搏动范围较广，可有收缩期杂音。瘤内发生附壁血栓时，心音减弱。心电图 ST 段持续抬高。超声心动图、放射性核素心脏血池显像以及左心室造影可见局部心缘突出，搏动减弱或有反常搏动。室壁瘤可导致心功能不全、栓塞和室性心律失常。

(5) 心肌梗死后综合征：发生率 1%～5%。于 MI 后数周至数月内出现，可反复发生，表现为心包炎、胸膜炎或肺炎，有发热、胸痛等症状，可能为自身免疫反应所致。

四、心肌梗死的心电图演变特征

1. 心电图的特征性改变　病理性 Q 波，ST 段弓背向上抬高，T 波倒置。

2. 动态演变

（1）超急性期：心肌梗死发生数分钟至数小时内，可无异常，或 ST 段呈斜型抬高，与高耸直立 T 波相连。

（2）急性期：心肌梗死后数小时或数日，可持续数周，ST 段弓背向上抬高，可呈单向曲线，T 波倒置。数小时至 2d 内出现病理性 Q 波，同时 R 波减低。

（3）近期（亚急性期）：梗死后数周至数月，抬高的 ST 段恢复至基线，缺血性 T 波由倒置较深逐渐变浅。

（4）陈旧期（愈合期）：心肌梗死后数月至数年，ST 段和 T 波恢复正常或有异常改变，趋向恒定不变，残留坏死性 Q 波。

五、心肌梗死的心电图定位诊断

心肌梗死心电图定位诊断见表 3-3。

表 3-3　心肌梗死的心电图定位诊断

心肌梗死部位	出现梗死图形的导联
前间壁	$V_1 \sim V_3$
前壁	V_3、V_4（V_5）
高侧壁	I、aVL
前侧壁	V_5、V_6

续表

心肌梗死部位	出现梗死图形的导联
下壁	II、III、aVF
广泛前壁	$V_1 \sim V_6$、I、aVL
后壁	$V_7 \sim V_9$
右室	$V_{3R} \sim V_{5R}$

六、心肌坏死标记物的演变特征

心肌坏死标志物在体内的变化见表 3-4。

表 3-4　心肌坏死标志物在体内的变化

标志物	AMI 后开始升高的时间	平均达峰时间（未行再灌注治疗时）	恢复正常的时间	采样检查建议（胸痛后）
Mb	2h 内	12h	$24 \sim 48h$	至少 12h 1 次
cTnI	$3 \sim 4h$	$11 \sim 24h$	$7 \sim 10d$	至少 12h 1 次
cTnT	$3 \sim 4h$	$24h \sim 2d$	$10 \sim 14d$	至少 12h 1 次
CK-MB	4h 内	$16 \sim 24h$	$3 \sim 4d$	每 12h 1 次 3 次

注：采样间隔为 $6 \sim 8h$ 时可提高敏感性。

Mb：肌红蛋白；cTnI：心脏肌钙蛋白 I；cTnT：心脏肌钙蛋白 T；CK-MB：肌酸激酶同工酶。

七、心肌坏死标记物检查的合理选择

（1）早期的 AMI，即症状出现在 6h 左右以内，可选择 CK-MB 亚型和肌红蛋白。

（2）对于在症状出现 10h 或更晚的患者，应选择 CK-MB 和 cTnI 或 cTnT。

（3）在胸痛等症状出现后 48～72h 内入院的患者，应选择 LDH-1，但更为敏感和特异的指标是 cTnI 或 cTnT。

（4）对于接受溶栓或冠脉血管成形术的患者，在治疗开始后的 4～6h 内，应每 h 检测血浆 CK-MB 活性或一种肌钙蛋白，然后间隔 6～8h 采样，持续 36h。

八、急性心肌梗死的治疗

1. 治疗原则　尽快恢复心肌的血液灌注（到达医院后 30min 内开始溶栓或 90min 内开始介入治疗）以挽救濒死的心肌、防止梗死扩大或缩小心肌缺血范围，保护和维持心脏功能，及时处理严重心律失常、泵衰竭和各种并发症，防止猝死，使患者不但能度过急性期，且康复后还能保持尽可能多的有功能的心肌。

2. 一般治疗和药物治疗

（1）监测：持续心电、血压和血氧饱和度监测，及时发现和处理心律失常、血流动力学异常和低氧血症。对于严重泵衰竭者还需监测肺毛细血管压和静脉压。

（2）卧床休息：可降低心肌耗氧量，减少心肌损害。对血流动力学稳定且无并发症的 AMI 患者一般卧床休息 1～3d，对病情不稳定及高危患者卧床时间应适当延长。

（3）建立静脉通道：保持给药途径畅通。

（4）解除疼痛：心肌再灌注治疗开通梗死相关血管、恢复缺血心肌的供血是解除疼痛最有效的方法，但在再灌注治疗前可选用药物镇痛，如吗啡或哌替啶、硝酸酯类药物、β受体阻滞剂（排除禁忌证）等。

（5）吸氧：对有呼吸困难和SaO_2降低者，最初几日间断或持续通过鼻导管面罩吸氧。

（6）护理：急性期12h卧床休息，若无并发症，24h内应鼓励患者在床上行肢体活动，若无低血压，第3天就可在病房内走动；心肌梗死后第4～5天，逐步增加活动直至每天3次步行100～150m。

（7）饮食和通便：AMI患者需禁食至胸痛消失，然后给予流质、半流质饮食，逐步过渡到普通饮食。所有AMI患者均应使用缓泻剂，以防止便秘时排便用力导致心脏破裂或引起心律失常、心力衰竭。

（8）抗血小板治疗：各种类型的ACS均需要联合应用包括阿司匹林和ADP受体拮抗剂在内的口服抗血小板药物，负荷剂量后给予维持剂量。静脉应用GPⅡb/Ⅲa受体拮抗剂主要用于接受直接PCI的患者，术中使用。

（9）抗凝治疗：对于溶栓治疗的患者，肝素作为溶栓治疗的辅助用药；对于未溶栓治疗的患者，目前临床较多应用低分子肝素，可皮下应用。直接凝血酶抑制剂比伐芦定可用于行直接PCI时的术中抗凝，取代肝素和GPⅡb/Ⅲa受体拮抗剂。

（10）硝酸酯类 通过扩张冠状动脉增加冠状动脉血流量，以及增加静脉容量而降低心室前负荷，大多数

AMI 病人有应用硝酸酯类药物指征，而在下壁、可疑右室 MI 或明显低血压的病人（收缩压低于 90mmHg），不适合使用。

（11）β 受体阻滞剂：β 受体阻滞剂能减少心肌耗氧量，缩小心肌梗死面积，减少复发性心肌缺血、再梗死、室颤及其他恶性心律失常，对降低急性期病死率有肯定的疗效。在无该药禁忌证的情况下应及早常规应用。首选心脏选择性 β1 受体阻滞剂，例美托洛尔、阿替洛尔和比索洛尔，口服从小剂量开始逐渐递增。前壁 AMI 伴剧烈胸痛或高血压者，β 受体阻滞剂亦可静脉使用。β 受体阻滞剂可用于 AMI 后的二级预防，能降低发病率和死亡率。β 受体阻滞剂的禁忌证为心力衰竭、低心输出量状态、心源性休克危险性增高（年龄＞70 岁、收缩压＜120mmHg、窦性心动过速＞110bpm 或心率＜60bpm，以及距发生 STEMI 的时间增加）及其他使用 β 受体阻滞剂禁忌证（PR 间期＞0.24s，二度或三度房室传导阻滞、哮喘发作期或反应性气道疾病）。

（12）ACEI/ARB：ACEI 抑制剂主要作用机制是通过影响心肌重塑、减轻心室过度扩张而减少充血性心力衰竭的发生率和死亡率。在无禁忌证的情况下，应全部选用，但前壁 MI 或有 MI 史、心力衰竭和心动过速等高危患者受益更大。通常在初期 24h 内开始给药，但在完成溶栓治疗后血压稳定时开始使用更理想。AMI 早期 ACE 抑制剂应从低剂量口服开始，防止首次应用时发生低血压，在24～48h逐渐增加到目标剂量。如果患者不能耐受 ACEI，可考虑给予 ARB，不推荐常规联合应用 ACEI 和 ARB；对能耐受 ACEI 的患者，不推荐常规用 ARB 替代 ACEI。

（13）他汀类调脂药物：应在发病 24h 内获取空腹血脂谱，若无禁忌证，患者均应启动或持续应用高强度他汀类药物治疗。

九、再灌注治疗

1. 溶栓治疗　　无条件施行介入治疗或因患者就诊延误、转送患者到可施行介入治疗的单位将会错过再灌注时机，如无禁忌证应立即（接诊患者后 30min 内）行本法治疗。

（1）适应证

① 相邻两个或更多导联 ST 段抬高在肢体导联 >0.1mV、胸导>0.2mV，或病史提示 AMI 伴左束支传导阻滞，起病时间<12h，年龄<75 岁；

② ST 段显著抬高的 AMI 患者年龄>75 岁，经慎重权衡利弊仍可考虑；

③ STEMI，发病时间已达 12～24h，但如仍有进行性缺血性胸痛、广泛 ST 段抬高者也可考虑。

（2）禁忌证

① 既往发生过出血性脑卒中，6 个月内发生过缺血性

脑卒中或脑血管事件；

② 中枢神经系统受损、颅内肿瘤或畸形；

③ 近期（2～4 周）有活动性内脏出血；

④ 未排除主动脉夹层；

⑤ 入院时有严重且未控制的高血压（＞180/110mmHg）或慢性严重高血压病史；

⑥ 目前正在使用治疗剂量的抗凝药或已知有出血倾向；

⑦ 近期（2～4 周）创伤史，包括头部外伤、创伤性心肺复苏或较长时间（＞10min）的心肺复苏；

⑧ 近期（＜3 周）外科大手术；

⑨ 近期（＜2 周）曾有在不能压迫部位的大血管行穿刺术。

（3）静脉溶栓药种类及溶栓方法

① 尿激酶（UK）：150 万～200 万 U，30min 内静脉滴入。尿激酶滴完后 12h，皮下注射肝素 7500U，每 12h 一次，持续3～5d，也可使用低分子肝素。

② 链激酶（SK）或重组链激酶（rSK）：150 万 U，60min 内静脉滴入，使用链激酶时，应注意寒战、发热等过敏反应。

③ 重组组织型纤溶酶原激活剂（rt-PA）：用 rt-PA 前先给予肝素 5000U 静脉滴注。同时按下述方法应用 rt-PA。国际习用加速给药法，即 15mg 静脉推注，继而

50mg 在 30min 内静脉滴注，随后 35mg 在 60min 内静脉滴注。rt-PA 滴毕后应用肝素每小时 700～1000U，静脉滴注 48h，监测部分凝血活酶时间（APTT）维持在 60～80s，以后皮下注射肝素 7500U，每 12h 一次，持续 3～5d，也可使用低分子肝素。

（4）监测项目

① 症状及体征：经常询问患者胸痛有无减轻以及减轻的程度，仔细观察皮肤、黏膜、咳痰、呕吐物及尿中有无出血征象。

② 心电图记录：溶栓前应做 18 导联心电图，溶栓开始后 3h 内每 30min 复查一次 12 导联心电图（正后壁、右室梗死仍做 18 导联心电图）。以后定期做全套心电图，导联电极位置应严格固定。

③ 发病后 6h、8h、10h、12h、16h、20h 查 CK、CK-MB。

（5）冠状动脉再通的临床指征

直接指征：冠状动脉造影观察血管再通情况，依据 TIMI 分级，达到Ⅱ、Ⅲ级者表明血管再通。

间接指征：

① 心电图抬高的 ST 段在输注溶栓剂开始后 2h 内，在抬高最显著的导联 ST 段迅速回降≥50%；

② 胸痛自输入溶栓剂开始后 2h 内基本消失；

③ 输入溶栓剂后 2h 内出现再灌注性心律失常（短暂

的加速性室性自主心律、房室或束支传导阻滞突然改善或消失，或者下后壁梗死患者出现一过性窦性心动过缓、窦房传导阻滞伴有或不伴有低血压；

④ 血清 CK-MB 峰值提前在发病 14h 以内。

具备上述 4 项中 2 项或以上者考虑再通，但第 2 与第 3 项组合不能判定为再通。对发病后 6～12h 溶栓者暂时应用上述间接指征（第 4 条不适用），有待以后进一步探讨。

（6）溶栓治疗的并发症

① 出血：轻度出血，皮肤、黏膜、肉眼及显微镜下血尿，或小量咯血、呕血等（穿刺或注射部位少量瘀斑不作为并发症）。重度出血，大量咯血、消化道大出血、腹膜后出血等引起失血性低血压或休克，需要输血者。危及生命部位的出血，颅内、蛛网膜下腔、纵隔内或心包出血。

② 再灌注性心律失常：注意其对血流动力学影响。

③ 一过性低血压及其他的过敏反应等。

（7）梗死相关冠状动脉再通后一周内再闭塞的指征

① 再度发生胸痛，持续≥30min，含服硝酸甘油片不能缓解。

② ST 段再度抬高。

③ 血清 CK-MB 水平再度升高。

上述三项中具备两项者考虑冠状动脉再闭塞。若无明显出血现象，可考虑再次应用溶栓药物，剂量根据情况而定。但 SK 或 rSK 不能重复用，可改用其他溶栓剂。

2. 经皮冠状动脉介入治疗　具备施行介入治疗条件的医院在患者抵达急诊室明确诊断之后，对需行直接 PCI 者边给予常规治疗和做术前准备，边将患者送到心导管室。

(1) 直接 PCI 适应证

① 所有症状发作 12h 以内并且有持续新发的 ST 段抬高或新发左束支传导阻滞的患者；

② 即使症状发作时间在 12h 以上，但仍有进行性缺血证据，或仍有胸痛和 ECG 变化。最新指南推荐：

a. 如果是有经验的团队在首次医疗接触后 120min 内实施，与溶栓治疗比较，建议优先实施直接 PCI；

b. 在合并严重心力衰竭或心源性休克的患者，建议实施直接 PCI 而非溶栓，除非预计 PCI 相关的延迟时间长并且患者是在症状发作后早期就诊；

c. 与单纯球囊成形术比较，直接 PCI 时优先考虑支架术；

d. 在症状发作超过 24h 并且没有缺血表现的患者（无论是否溶栓），不建议非完全闭塞的动脉常规实施 PCI；

e. 如果患者没有双联抗血小板治疗的禁忌证并且能够依从治疗，与金属裸支架比较，优选药物洗脱支架。

（2）补救性 PCI：溶栓治疗后仍有明显胸痛，抬高的 ST 段无明显降低者，应尽快进行冠状动脉造影，如显示 TIMI 0～Ⅱ级血流，说明相关动脉未再通，宜立即施行补救性 PCI。

（3）溶栓治疗再通者的 PCI：溶栓成功后有指征实施急诊血管造影，必要时进行梗死相关动脉血运重建治疗，可缓解重度残余狭窄导致的心肌缺血，降低再梗死的发生；溶栓成功后稳定的患者，实施血管造影的最佳时机是 3～24h。

3. 外科治疗　对于介入治疗失败或溶栓治疗无效有 CABG 手术指征的急性心肌梗死患者，宜争取在 6～8h 内实行紧急 CABG，但死亡率明显高于择期 CABG 术。

十、预后及二级预防

1. 预后　与心肌梗死范围、侧支循环产生情况以及治疗是否及时有关。急性期住院病死率过去一般为 30% 左右，采用监护治疗后降至 15% 左右，采用溶栓疗法后再降至 8% 左右，住院 90min 内施行介入治疗后进一步降至 4% 左右。死亡多发生在第一周内，尤其在数小时内，发生严重心律失常、休克或心力衰竭者，病死率增加。

2. 二级预防　同 UA/NSTEMI 患者的 ABCDE 方案。

第五节　心肌梗死严重临床表现的治疗

一、心律失常的治疗

1. 室上性心律失常的治疗

(1) 房性期前收缩:与交感兴奋或心功能不全有关,本身不需特殊治疗。

(2) 阵发性室上性心动过速:伴快速心室率,必须积极处理。

① 维拉帕米、硫氮草酮或美托洛尔静脉用药。

② 合并心力衰竭、低血压者可用直流电复律或心房调搏超速抑制治疗。洋地黄制剂有效,但起效时间较慢。

(3) 心房扑动:少见且多为暂时性。

(4) 心房颤动:常见且与预后有关,治疗如下。

① 血流动力学不稳定的患者,如出现血压降低、脑供血不足、心绞痛或心力衰竭者需迅速做同步电复律。

② 血流动力学稳定的患者,以减慢心室率为首要治疗。无心功能不全、支气管痉挛或房室传导阻滞者,可静脉使用 β 受体阻滞剂如美托洛尔 2.5～5mg 在 5min 内静脉注入,必要时可重复,15min 内总量不超过 15mg。同时监测心率、血压及心电图,如收缩压

＜100mmHg 或心率＜60 次 /min，终止治疗。也可使用洋地黄制剂，如西地兰静脉注入，其起效时间较 β 受体阻滞剂静脉注射慢，但 1～ 2h 内可见心率减慢。心功能不全者应首选洋地黄制剂。如治疗无效或有禁忌且无心功能不全者，可静脉使用维拉帕米或硫氮草酮。维拉帕米 5～10mg （ 0 . 075～0 . 75mg/kg） 缓慢静脉注射，必要时 30min 可重复 ；硫氮草酮静脉缓慢注入，然后静脉滴注，用法见前述。以上药物静脉注射时必须同时观察血压及心率。

③ 胺碘酮对终止心房颤动、减慢心室率及复律后维持窦性心律均有很好疗效，可静脉用药并随后口服治疗。

2. 室性快速心律失常的治疗

（1）心室颤动、持续性多形室性心动过速，立即非同步直流电除颤或同步直流电复律，起始电能量 200J，如不成功可给予 300J 重复。

（2）持续性单形性室性心动过速伴心绞痛、肺水肿、低血压 （＜90mmHg），应予同步直流电复律，电能量同上。

（3）持续性单形性室性心动过速不伴上述情况，可首先给予药物治疗。首选胺碘酮 150mg 于 10min 内静脉注射，必要时可重复，然后 1mg/min 静脉滴注

6h，再 0.5mg/min 维持滴注。或利多卡因 50～100mg 静脉注射，必要时每 15～20min 可重复，最大负荷剂量 150mg，然后 2～4mg/min 维持静脉滴注，时间不宜超过 24h。

（4）频发室性早搏、成对室性早搏、非持续性室速可严密观察或应用胺碘酮、利多卡因治疗。

（5）偶发室性早搏、加速的心室自主心律可严密观察，不做特殊处理。

（6）AMI、心肌缺血也可引起短阵多形室性心动过速，酷似尖端扭转型室性心动过速，但 Q-T 间期正常，可能与缺血引起的多环路折返机制有关，治疗方法同上，如胺碘酮、利多卡因等。

3. 缓慢性心律失常的治疗

（1）无症状窦性心动过缓：可暂作观察，不予特殊处理。

（2）需要药物治疗的缓慢性心律失常：症状性窦性心动过缓、二度Ⅰ型房室传导阻滞、三度房室传导阻滞伴窄 QRS 波逸搏心律，患者常有低血压、头晕、心功能障碍、心率缓慢（＜50 次/min）等，可先用阿托品静脉注射治疗。阿托品剂量以 0.5mg 静脉注射开始，3～5min 重复一次，至心率达 60 次/min 左右。最大剂量可用至 2mg。剂量小于 0.5mg，有时可引起矛盾性迷走张力增高，心率减慢。

（3）需要起搏治疗的缓慢性心律失常：出现下列情况，需行临时起搏治疗：

① 三度房室传导阻滞伴宽 QRS 波逸搏、心室停搏；

② 症状性窦性心动过缓、二度Ⅰ型房室传导阻滞或三度房室传导阻滞伴窄 QRS 波逸搏经阿托品治疗无效者；

③ 双侧束支传导阻滞，包括交替性左、右束支阻滞或右束支传导阻滞伴交替性左前、左后分支阻滞；

④ 新发生的右束支传导阻滞伴左前或左后分支阻滞和新发生的左束支传导阻滞并发一度房室传导阻滞；

⑤ 二度Ⅱ型房室传导阻滞。

（4）根据临床观察证据，以下情况多数学者观点也倾向于临时起搏治疗：

① 右束支传导阻滞伴左前或左后分支传导阻滞（新发生或不肯定者）；

② 右束支传导阻滞伴一度房室传导阻滞；

③ 新发生或不肯定的左束支传导阻滞；

④ 反复发生的窦性停搏（＞3s）对阿托品治疗无反应者。通常选择单腔心室起搏，因其安装容易且可靠，但少数患者可能需要采用房室顺序起搏治疗。

二、急性左心衰竭的处理

主要是治疗急性左心衰竭,以应用吗啡(或哌替啶)和利尿剂为主,亦可选用血管扩张剂减轻左心室的负荷,或用多巴酚丁胺 $10\mu g/(kg \cdot min)$ 静脉滴注或用短效 ACEI 从小剂量开始等治疗。

1. 适量利尿剂 Killip Ⅲ 级(肺水肿)时静脉注射呋塞米 20mg。右心室梗死者慎用。

2. 静脉滴注硝酸甘油 $10\mu g/min$ 开始,逐渐加量,直到收缩压下降 10%~15%,但不低于 90mmHg。

3. 尽早口服 ACE 抑制剂 急性期以短效 ACE 抑制剂为宜,小剂量开始,根据耐受情况逐渐加量。

4. 静脉滴注硝普钠 肺水肿合并严重高血压时是静脉滴注硝普钠的最佳适应证,小剂量($10\mu g/min$)开始,根据血压逐渐加量并调整至合适剂量。

5. 洋地黄制剂 在 AMI 发病 24h 内使用有增加室性心律失常的危险,故不主张使用。在合并快速心房颤动时,可用西地兰或地高辛减慢心室率。在左心室收缩功能不全,每搏量下降时,心率宜维持在 90~110 次/min,以维持适当的心排血量。

6. 人工机械通气 急性肺水肿伴严重低氧血症者可行人工机械通气治疗。

三、心源性休克的治疗

1. 补充血容量。

2. 应用血管活性药物　建议尽快应用血管活性药物（常用多巴胺和去甲肾上腺素）维持血流动力学稳定，如果收缩压尚维持于 $80\sim90mmHg$，可考虑先加用正性肌力药物，如多巴胺；如果已出现严重低血压（收缩压$<80mmHg$），需要在提高心排量的同时，进一步收缩血管提升血压，可首选去甲肾上腺素，或多巴胺联合应用去甲肾上腺素；较大剂量单药无法维持血压时，建议尽快联合应用，注意监测药物副作用。

补充血容量后血压仍不升，而 PCWP 和 CI 正常时，提示周围血管张力不足，可用多巴胺 [起始剂量 $3\sim5\mu g/(kg\cdot min)$]，或去甲肾上腺素 $2\sim8\mu g/min$，亦可选用多巴酚丁胺 [起始剂量 $3\sim10\mu g/(kg\cdot min)$] 静脉滴注。轻度低血压时，可用多巴胺或与多巴酚丁胺合用。

3. 应用血管扩张剂　经上述处理血压仍不升，而 PCWP 增高，CI 低或周围血管显著收缩抑制，四肢厥冷并有发绀时，硝普钠 $15\mu g/min$ 开始静脉滴注，每 $5min$ 逐渐增量至 PCWP 降至 $15\sim18mmHg$；硝酸甘油 $10\sim20\mu g/min$ 开始静脉滴注，每 $5\sim10min$ 增加 $5\sim10\mu g/min$ 直至左心室充盈压下降。

4. 其他　治疗休克的其他措施包括纠正酸中毒、避免脑缺血、保护肾功能，必要时应用洋地黄制剂等。有条件的医院可考虑用主动脉内球囊反搏术或左心室辅助装置进行辅助循环，然后做冠状动脉血管造影（CAG），随即行 PCI 或 CABG。无条件行血管重建术的医院可溶栓治疗，同时积极升压，然后转送到有条件的医院进一步治疗。

第六节　冠状动脉疾病的其他表现形式

一、血管痉挛性心绞痛

血管痉挛性心绞痛也称变异性心绞痛，几乎都在静息情况下发生，无体力劳动或情绪激动等诱因，常伴随一过性 ST 段抬高或压低，冠状动脉造影证实一过性冠脉痉挛存在。与慢性稳定性心绞痛相比，血管痉挛性心绞痛患者常常较为年轻，除吸烟较多外，大多数患者缺乏冠心病易患因素，发病时间多集中在午夜至上午 8 点之间，其临床表现并不与冠脉的狭窄程度呈正比，麦角新碱或乙酰胆碱可诱发冠脉痉挛。若长时间冠脉持续痉挛，则可能导致 AMI、恶性室性心律失常甚至猝死。

通过 CCB 和硝酸酯类药物扩张痉挛的冠脉成为治

疗血管痉挛性心绞痛的主要手段，但是远期疗效尚不确切。此外，戒烟限酒等生活方式调节，同时控制高血压、糖尿病、血脂异常及肥胖等危险因素也具有非常重要的意义。

二、无症状性心肌缺血

无症状性心肌缺血也称隐匿型冠心病，分两种类型：① Ⅰ 型无症状性心肌缺血：发生于冠状动脉狭窄的患者，心肌缺血可以很严重甚至发生心肌梗死，但临床上患者无心绞痛症状，可能系患者心绞痛警告系统缺陷，该型少见；② Ⅱ 型无症状性心肌缺血：较常见，发生于存在稳定型心绞痛、UA 或血管痉挛性心绞痛的患者，这些患者存在的无症状心肌缺血常在心电监护时被发现。这类患者与其他类型的冠心病患者的不同在于并无临床症状，但又不是单纯的冠状动脉粥样硬化，因为已有心肌缺血的客观表现（心电图或放射性核素心肌显像），因而部分患者可能为早期冠心病，可能突然转为心绞痛或 MI，亦可能逐渐演变为心脏扩大，发生心力衰竭或心律失常，个别患者也可能猝死。诊断此类患者，可为他们提供较早期治疗的机会。

有效防止心肌缺血发作的药物（硝酸酯类、β 受体拮抗剂以及 CCB）也对减少或消除无症状性心肌缺血

的发作有效，联合用药效果更好。血运重建术可减少
40%~50%的心脏缺血发作。

三、冠状动脉造影结果正常的胸痛——X 综合征

X 综合征通常指患者具有心绞痛或类似于心绞痛
的症状，运动平板试验出现 ST 段下移而冠脉造影无异
常表现。微血管灌注功能障碍、交感神经占主导地位
的自主神经功能失调、痛觉阈值降低等，均可导致本
病的发生。本病以绝经期前女性多见。心电图可正常，
也可有非特异性 ST-T 改变，近 20% 的患者可有平板
运动试验阳性。本病无特异性治疗，β 受体阻滞剂和
CCB 均可以减少胸痛发作次数，硝酸甘油并不能提高
大部分患者的运动耐量，但可以改善部分患者的症状，
可尝试使用。

四、心肌桥

冠脉通常走行于心外膜下的结缔组织中，如果一
段冠脉走行于心肌内，这束心肌纤维被称为心肌桥，
走行于心肌桥下的冠脉被称为壁冠状动脉。由于壁冠
状动脉在每一个心动周期的收缩期被挤压，而产生远
端心肌缺血，临床上可表现为类似心绞痛的症状、心
律失常甚至 MI 或猝死。

由于心肌桥存在，导致其近端的收缩期前向血流

逆转，而损伤该处的血管内膜，所以该处容易形成动脉粥样硬化斑块，冠脉造影显示该节段收缩期血管管腔被挤压，舒张期恢复正常，被称为"挤奶现象"。本病无特异性治疗，β受体阻滞剂及CCB等减低心肌收缩力的药物可缓解症状。应避免使用硝酸酯类药物及多巴胺等正性肌力药物。

（王　东　郭义山）

第四章　心律失常

第一节　常见心律失常的心电图特征

一、窦性心律失常

根据Ⅱ导联P波直立，aVR导联P波倒置，可以确定心房激动起源于窦房结。正常的窦性心律节律整齐，P波与QRS波群顺序发生，两者频率一致，60～100次/min，PR间期正常。

1.**窦性心动过缓**　窦性心律，心率＜60次/min。

2.**窦性心动过速**　窦性心律，心率＞100次/min。

3.**窦性心律不齐**　窦性心律，P-P间期相差＞0.16s，多与呼吸有关。

4.**窦性停搏**　在较正常P-P间期显著长的间期内无P波的发生，或P波与QRS波均不出现，长的P-P间期与基本的窦性P-P间期之间无倍数关系。常可出现交界区逸搏或逸搏心律。

5.**窦房传导阻滞**　普通心电图一般不易确立一度窦房传导阻滞，三度窦房传导阻滞与窦性停搏不易区分。二度窦房传导阻滞可分为两型。

（1）二度Ⅰ型（文氏型）窦房传导阻滞：P-P间期进行性缩短，直至出现一次长的P-P间期，长的P-P间期小于基本P-P间期的2倍。

（2）二度Ⅱ型窦房传导阻滞：长PP间期为基本PP间期整数倍。

6. 病态窦房结综合征

（1）心电图的主要表现：持续而显著的窦性心动过缓（50次/min以下），且并非由于药物引起；窦性停搏或窦性静止与窦房传导阻滞；窦房传导阻滞与房室传导阻滞同时并存；心动过缓-心动过速综合征（慢-快综合征）。

（2）其他心电图表现：在没有应用抗心律失常药物的情况下，心房颤动的心室率缓慢，或其发作前后有窦性心动过缓和（或）一度房室传导阻滞；变时功能不全，表现为运动后心率提高不显著；房室交界区性逸搏心律等。

二、房性心律失常

1. 房性早搏　提早出现的P′波，形态与窦性P波不同，其后多继以正常的QRS波群，也可能因室内差传而呈宽大畸形。代偿间歇不完全，P′波出现过早（多隐藏于其前T波之内），可在交界区发生干扰受到阻滞而未获得下传。起源于心房上部的房性早搏P电轴正常，P-R间期

与窦性心搏一致或延长；起源于心房下部的房性早搏 P
波呈逆传型，PR 间期短于窦性心搏，但＞0.12s。

2. 房性心动过速

(1) 局灶性房性心动过速

① 心房率 150～200 次/min；

② P 波形态与窦性者不同；

③ 常出现二度Ⅰ型或Ⅱ型房室传导阻滞，呈现 2∶1
房室传导者亦属常见；

④ P 波之间的等电线仍存在；

⑤ 刺激迷走神经不能终止心动过速，仅加重房室传
导阻滞；

⑥ 发作开始时心率逐渐增加。

(2) 房内折返性心动过速：本型心动过速突然发作，
突然中止，无加速现象，有时与自律性房性心动过速不易
鉴别。

(3) 多源性房性心动过速：P′波形态、电轴多变，至
少有三种不同形态的 P′波，无一种 P′波占主导地位。P′-
P′间期、P′-R 间期和 R-R 间期均不一致，心房率 100～
130 次/min。P′波可能受到阻滞，出现 QRS 脱漏，心室
率不规则。QRS 波群时间、形态正常，也可能呈室内
差传。

3. 心房扑动 P 波消失而代之以扑动波（F 波），F
波以负向波为主，呈波浪形或锯齿状，频率 250～350 次/

min，在Ⅱ、Ⅲ、aVF 导联最为明显，在 V_1 导联往往呈直立型。F 波波形、振幅、间距均呈一致。未经治疗的心房扑动房室传导多为 2∶1，治疗后可转为 4∶1，也有时房室传导比例不固定，心室律可不规整。QRS 波群时间、形态正常，也可能呈室内差传。

4. 心房颤动　P 波消失而代之以房颤波（f 波），f 波频率 350～600 次/min，波形、振幅、间距均不一致；f 波在某些导联可极为纤细，但在 V_1 导联比较显著，有时可高于 QRS 波群。RR 间期极不规整，在未接受治疗且房室传导正常者，心室率一般在 100～160 次/min，当心室率>160 次/min 时，粗看之下，R-R 间期似乎规整，但仔细测量，R-R 间期相差仍>0.05s。QRS 波群时间、形态多呈正常，有时由于长-短周期，可呈室内差传或频率依赖性束支传导阻滞，这时 QRS 波群宽大畸形。

心房颤动伴有心室律规整可有以下可能：

① 恢复窦性心律；

② 转变为房性心动过速；

③ 转变为房扑并按固定比例传导；

④ 发生房室交界区性心动过速（QRS 时间、形态正常）或室性心动过速（QRS 波群呈宽大畸形）；

⑤ 发生完全性房室传导阻滞（此时心室率变为慢而规则）。

三、交界区性心律失常

1. **交界区性早搏** 提早出现的 QRS 波群与逆行的 P 波。QRS 波的时间、形态基本正常，有时呈室内差传；逆行 P 波可位于 QRS 波之前（PR 间期＜0.12s）、之中或之后（R-P 间期＜0.16s）；有时窦性 P 波可见于期前收缩 QRS 波群之前，PR 间期＜0.12s；代偿间歇完全或不完全。

2. **交界区性自主心律** QRS 波群时间、形态正常，R-R 间期规整。可见不到 P 波，或在 QRS 波群前后见到逆传型 P'波，此种心律可能为逸搏心律，或为加速的自主心律。前者心室率 40～60 次/min，后者心室率 70～150 次/min。

3. **交界区相关的折返性心动过速** 可分为房室结内折返性心动过速（AVNRT）和房室折返性心动过速（AVRT），AVNRT 最常见。心率 150～250 次/min，节律绝对匀齐；QRS 时间、形态正常，发生室内差异性传导或原有束支传导阻滞时，QRS 形态异常；P 波呈逆传型，逆传型 P'波或埋没于 QRS 波群中而无法辨识，或紧接 QRS 波群之后出现，在 II、III、aVF 导联类似 S 波，在 V1 导联类似 r'波。AVRT 的逆传型 P'波多位于 ST 段上，P 波与 QRS 波群保持固定关系；起始突然，通常由一个房性早搏触发。

四、室性心律失常

1. **室性早搏** 提早出现的 QRS 波群呈宽大畸形，时限常超过 0.12s，其前无相关的 P 波，ST 段与 T 波的方向与 QRS 主波方向相反，代偿间歇完全。室性早搏可呈单形性，也可呈多形性，后者多为病理性。室性早搏若出现于前一个心搏 T 波之上，称为 R onT 型室性早搏。

如果室性早搏恰巧插入两个正常搏动之间，不产生室性早搏后停顿，称为间位性室性早搏。二联律是指每个窦性搏动之后跟随一个室性早搏；三联律是每两个正常搏动后出现一个室性早搏。连续两个室性早搏称成对室性早搏。连续三个或以上室性早搏称室性心动过速。

2. 室性并行心律　异位室性搏动与窦性搏动的配对间期不恒定，长的两个异位搏动之间距是最短的两个异位搏动间期的整数倍，当主导心律（如窦性心律）的冲动下传与心室异位起搏点的冲动几乎同时抵达心室，可产生室性融合波，其形态介于以上两种 QRS 波群形态之间。

3. 加速性室性自主心律　也称为缓慢型室速。QRS 波群呈宽大畸形，频率 60～110 次/min；出现房室分离和室性融合波；心动过速多以连续数个心室融合波开始，终止发作时往往也连续出现数个室性融合波；室性异位起搏点无保护性阻滞，窦房结频率增速就可侵入室性异位起搏点，消除异位心律。

4. 室性心动过速　分为非持续性室性心动过速（发作时间短于 30s，能自行终止）和持续性室性心动过速（发作时间超过 30s，需药物或电复律始能终止）。

（1）典型心电图表现

① 3个或3个以上室性早搏连续发生；

② QRS波群呈宽大畸形，ST段与T波的方向与QRS主波方向相反；

③ 心室率100～250次/min，心律规则，亦可略不规则；

④ 心房独立活动与QRS波群无固定关系，呈房室分离，偶可见室上性的冲动可下传至心室，产生心室夺获；

⑤ 通常发作突然开始；

⑥ 心室夺获及室性融合波，对确立室性心动过速诊断提供重要依据。

（2）多形性室性心动过速：QRS波群形态不断变化（5个连续的心搏无固定的QRS形态），无明确的等电位线，且节律不规则的室性心动过速，频率常在150～250次/min，可自动终止（自限性），也可演变成心室纤颤。

（3）尖端扭转型室性心动过速：为多形性室性心动过速的变异型，发作时QRS波群形态多变，其尖端围绕基线而扭转，QRS电轴可有180°的转变，基础心律Q-T间期延长，常超过0.05s，出现大U波。心动过速反复短阵发作，中间可夹杂窦性心搏。

（4）分支型室性心动过速：QRS波群呈RBBB型合并电轴左偏，少数病例合并电轴右偏，QRS时间≥0.12s，也可＜0.12s。患者无器质性心脏病。维拉帕米对心动过速有明显疗效。

5. 心室扑动与颤动　心室扑动呈正弦波，波幅大而规则，频率 150～300 次/min，有时与室性心动过速难以鉴别。心室纤颤的波形、振幅、频率均极不规则，P-QRS-T 波群无法辨认，而代之以大小、形态和间距均不一致的颤动波。颤动波高大者称为粗颤；颤动波细微者称为细颤，粗颤比细颤易于除颤。

五、房室传导阻滞

1. 一度房室传导阻滞　窦性心律，每个心房冲动均可传导至心室，但 P-R 间期＞0.20s。

2. 二度房室传导阻滞　P-P 间期恒定，间歇性出现 QRS 脱漏，规律性或不规律性出现。

(1) 二度 Ⅰ 型（文氏型）房室传导阻滞：QRS 脱漏之前出现 P-R 间期逐搏延长，往往伴有 R-R 间期及 R-P 间期进行性缩短。房室传导比例可为 3∶2、4∶3、5∶4……。

(2) 二度 Ⅱ 型房室传导阻滞：QRS 脱漏之前 PR 间期固定不变，房室传导比例多为 2∶1、3∶1，也可能为 3∶2、4∶3。

3. 三度房室传导阻滞　出现完全性房室分离，P 波频率大于 QRS 波群。若逸搏起搏点位于交界区，QRS 波群时间、形态正常，心室率 40～60 次/min；若逸搏起搏

点位于心室，QRS 波群呈宽大畸形，心室率 40 次/min
以下。

第二节　抗心律失常药物的应用

一、抗心律失常药物的分类与作用机制

1. Ⅰ类药物　阻滞快速钠通道，Ⅰ类药物根据其对动
作电位时间的影响，又可分为ⅠA、ⅠB和ⅠC类。

ⅠA类药物减慢动作电位 0 相上升速率（Vmax），延
长动作电位时限，奎尼丁、普鲁卡因及丙吡胺属此类。

ⅠB类药物不减慢 Vmax，缩短动作电位时限，美西
律、苯妥英钠与利多卡因属此类。

ⅠC类药物减慢 Vmax，减慢传导与轻微延长动作电
位时限，氟卡尼、恩卡尼、普罗帕酮及莫雷西嗪属此类。

Ⅰ类药物与开放和失活状态的通道亲和力大，因此
呈使用依赖。对病态心肌、重症心功能障碍和缺血心肌
特别敏感，应用要谨慎，尤其ⅠC类药物，易诱发致命
性心律失常［心室颤动（室颤）、无休止室性心动过速
（室速）］。

2. Ⅱ类药物　β受体阻滞剂，阻滞β肾上腺素能受
体，降低交感神经效应，减轻由β受体介导的心律失常。
此类药能减慢窦率，抑制自律性，也能减慢房室结的传
导。长期口服对病态心肌细胞的复极时间可能有所缩短，

能降低缺血心肌的复极离散度，并能提高致颤阈值，由此降低冠心病的猝死率。美托洛尔、阿替洛尔、比索洛尔等均属此类。

3. Ⅲ类药物　延长动作电位时间，基本为钾通道阻滞剂，延长心肌细胞动作电位时程，延长复极时间，延长有效不应期，有效地终止各种微折返，因此能有效地防颤、抗颤。包括胺碘酮、索他洛尔。

4. Ⅳ类药物　为钙通道阻滞剂，主要阻滞心肌细胞L型钙通道的不同部位。减慢窦房结和房室结的传导，对早后除极和晚后除极电位及钙离子参与的心律失常有治疗作用。它能延长房室结有效不应期，有效地终止房室结折返性心动过速，减慢房颤的心室率，也能终止对维拉帕米敏感的室速。由于负性肌力作用较强，因此在心功能不全时不宜选用。维拉帕米、地尔硫䓬等属此类。

二、常用心律失常药物的适应证和不良反应

常用心律失常药物的适应证和不良反应见表4-1。

表4-1　常用心律失常药物的适应证和不良反应

药物	适应证	不良反应
奎尼丁	房性与室性期前收缩；心房扑动与颤动，房室结折返性心动过速，预激综合征；室速；预防上述心律失常的复发	恶心呕吐、腹泻、腹痛、畏食；视觉、听觉障碍；意识模糊；皮疹、发热、血小板减少、溶血性贫血；心脏方面：窦性停搏、房室传导阻滞、Q-T间期延长与尖端扭转型室速、晕厥、低血压

药物	适应证	不良反应
普鲁卡因胺	同上	胃肠道反应较奎尼丁少见,中枢神经系统反应较利多卡因少见,发热、粒细胞减少症;药物性狼疮;长期服药者60%～70%出现抗核抗体,同时伴随症状者20%～30%;心脏方面:中毒浓度抑制心肌收缩力,低血压,传导阻滞、Q-T间期延长与多源性室速
丙吡胺	同上	抗胆碱能作用:尿潴留、便秘、视物模糊、青光眼、口干;心脏方面:Q-T间期延长、尖端扭转型室速,抑制心肌收缩力
利多卡因	急性心肌梗死或复发性室性快速性心律失常治疗,心室颤动复苏后防止复发	眩晕、感觉异常、意识障碍、谵妄、昏迷;心脏方面:少数引起窦房结抑制、房室传导阻滞
美西律	急、慢性室性快速性心律失常(特别是Q-T间期延长者);常用于小儿先天性心脏病与室性心律失常	恶心呕吐、运动失调、震颤、步态障碍、皮疹;心脏方面:低血压(发生在静注时),心动过缓
莫雷西嗪	室上性期前收缩、室性期前收缩,室速的预防	震颤、头痛、眩晕、眼球震颤;恶心呕吐、腹泻;促心律失常
β受体拮抗剂	甲状腺功能亢进、嗜铬细胞瘤、麻醉、运动与精神因素诱发的心律失常;心房颤动与扑动时减慢心室率,房室结内折返性心动过速;洋地黄中毒引起的房性、房室交界区性室速、室性期前收缩等;长Q-T间期综合征和二尖瓣脱垂的室性心律失常;心肌梗死后	加剧哮喘与慢性阻塞性肺疾病;间歇性跛行、雷诺现象、精神抑郁;糖尿病患者可能引起低血糖、乏力;心脏方面:低血压、心动过缓、充血性心力衰竭、心绞痛患者突然撤药引起症状加重、心律失常、急性心肌梗死

药物	适应证	不良反应
普罗帕酮	各种类型室上性心动过速；室性期前收缩，难治性、致命性室速	眩晕、味觉障碍、视物模糊；胃肠道不适；可能加重支气管痉挛；心脏方面：窦房结抑制、房室传导阻滞、加重心力衰竭；致心律失常较氟卡尼少见
胺碘酮	各种室上性与室性快速性心律失常，包括心房扑动和颤动、预激综合征；肥厚性心肌病，心肌梗死后室性心律失常、复苏后预防室性心律失常复发	最严重的心外毒性为肺纤维化；转氨酶升高，偶致肝硬化；光过敏，角膜色素沉着，胃肠道反应；甲状腺功能亢进或甲状腺功能减退；心脏方面：心动过缓，致心律失常很少发生，偶尔发生尖端扭转型室速
维拉帕米	各种折返性室上性心动过速，预激综合征，利用房室结作为通道的房室折返性心动过速；心房扑动与颤动时减慢心室率；某些特殊类型的室速	偶有肝毒性，增加地高辛血浓度；心脏方面：已应用β受体阻滞剂或有血流动力学障碍者易引起低血压、心动过缓、房室传导阻滞、心搏停顿
腺苷	房室结折返或利用房室结的房室折返性心动过速的首选药物，心力衰竭、严重低血压及新生儿均适用；鉴别室上速伴有室内差异传导与室速	潮红、呼吸困难，胸部压迫感，通常持续时间短于1min，可有短暂的窦性停搏、室性期前收缩或短阵室速
伊布利特	近期发作的房颤或房扑：心脏外科围手术期房扑和房颤的转复，起搏器术中伴发的房扑、房颤的转复，射频消融术中房扑、房颤的转复，预激综合征伴房扑、房颤的转复；房性心动过速，阵发性室上性心动过速等	间歇性单形性室速，连续性单形性室速，房室传导阻滞，束支传导阻滞，室性期前收缩，室上性期前收缩，低血压或体位性低血压，心动过缓，充血性心力衰竭，窦性心动过速或室上性心动过速，心悸，高血压，Q-T间期延长，恶心，头痛

续表

药物	适应证	不良反应
尼非卡兰	其他药物无效或不能使用情况下的危及生命的室速、室颤	致心律失常,Q-T 间期延长

三、抗心律失常药物常用剂量

抗心律失常药物常用剂量见表 4-2。

表 4-2 抗心律失常药物常用剂量

药物	静脉负荷量	静脉维持量	口服负荷量	口服维持量
奎尼丁		600~1000mg	200mg q6h	200mg q6~8h
普鲁卡因胺	6~13mg/kg,速度:0.2~0.5mg/(kg·min)	2~4mg/min	500~1000mg	25~500mg q4~6h
丙吡胺				100~200mg q6~8h
利多卡因	1~3mg/kg,速度:20~50mg/min	1~4mg/min		
美西律				150~200mg q6~8h
莫雷西嗪			300mg	150~400mg q8h
普罗帕酮	1~1.5mg/kg		600~900mg	150~200mg q8~12h
普萘洛尔	0.25~0.5mg,每分钟 1 次,总量≤5mg			10~60mg q6~8h

续表

药物	静脉负荷量	静脉维持量	口服负荷量	口服维持量
胺碘酮	5mg/kg，20～120 min 内	600～800 mg/24h	600mg/d	100～400mg qd
索他洛尔				40～80mg q12h，按需增至 320mg/d
维拉帕米	5mg，2～3min 内，必要时 10～15min 后重复一次	0.005mg/(kg·min)		80～120mg q6～8h
腺苷	6～12mg（快速注射）			
伊布利特	体重>60kg，1mg(10mL)；体重<60kg，0.01mg/kg，静脉注射，持续 10min。若首次注射后 10min 心律失常仍未消失，再次等量注射，持续 10min			

第三节　房颤治疗

一、房颤分类

1. 首诊房颤（first diagnosed Af）　首次确诊。

2. 阵发性房颤（paroxysmal Af）　持续时间≤7d（常≤48h），能自行终止，反复发作。

3. 持续性房颤（persistent Af）　持续时间＞7d，非自限性，反复发作。

4. 长期持续性房颤（long-standing persistent Af）　持续时间≥1年，患者有转复愿望。

5. 永久性房颤（permanent Af）　持续时间＞1年，不能终止，终止后又复发，或无转复希望，持久发作。

二、治疗策略

1. 首诊房颤　发作时症状轻微者不需治疗；症状重者预防性应用转复窦律药物；有卒中高危因素者长期用抗凝治疗。

2. 阵发性房颤

（1）症状轻或无者控制心室率并抗凝。

（2）症状重者先控制心室率和抗凝，再转复并维持窦律。

（3）导管消融治疗。

3. 持续性房颤、长期持续性房颤

（1）症状轻或无，曾至少转复一次但复发者，宜控制心室率和抗凝治疗。

（2）症状导致失健者，控制心室率和抗凝后，用药物转复窦律，如无效可用电复律。

（3）症状严重者考虑导管消融治疗。

4. 永久性房颤　控制心室率和抗凝治疗。

三、转复并维持窦性心律

将房颤转复为窦性心律的方法包括药物转复、电转复和导管消融治疗。

（1）药物转复：ⅠA、ⅠC或Ⅲ类抗心律失常药物均可能转复房颤，成功率 60% 左右。其中胺碘酮致心律失常发生率最低，是目前常用的维持窦性心律药物，特别适用于合并器质性心脏病的患者。

（2）电复律：药物复律无效时，可改用电复律。复律成功与否与房颤持续时间的长短、左心房大小和年龄有关。

（3）导管消融：近年来有关房颤消融的方法，标测定位技术及有关器械的性能均有了较大的进展。房颤消融的适应证有扩大的趋势，但成功率仍不理想，复发率也偏高。对于症状明显、药物治疗无效的阵发性房颤，导管消融可以作为一线治疗。

四、控制心室率

对于无器质性心脏病的患者来说，目标是控制心室率<110 次/min；对于合并器质性心脏病的房颤患者，则需根据患者的具体情况决定目标值。

1. 常用控制心室率药物

（1）洋地黄类药物：其基本作用是拟迷走神经作用，使房室传导减慢，不应期延长而心室率减慢；另外还可通过缩短心房不应期，使心房率加快，隐匿传导增加而减慢心室率。与其他减慢心室率药物相比，它能改善心功能。在房颤急性发作或房颤心室率过快时，可用西地兰 0.4～0.8mg 静脉注射，慢性房颤可用地高辛 0.125～0.25mg/d 口服，其他洋地黄制剂在控制心室率方面不如上述两药。洋地黄类药物能够较好地控制安静时的心室率，但对运动后、缺氧、发热、交感神经兴奋等状态时的心室率控制作用较差，需要同其他药物合用，尤其对顽固性房颤。使用洋地黄类药物应注意洋地黄过量的副作用。

（2）β受体阻滞剂：β受体阻滞剂能延长房室结有效不应期和传导时间，达到减慢心室率作用。静脉制剂有短效的艾司洛尔 [负荷量为 0.5mg/（kg·min），维持量 0.05～0.20mg/（kg·min）]及美托洛尔（每次 5mg 静脉注射，必要时可重复，15min 内不超过 15mg），可迅速减慢心室率，但存在较明显的负性肌力作用，对心功能不全者慎用。口服β受体阻滞剂常用的有美托洛尔 25～50mg，

2 次/d；阿替洛尔 12.5～25mg/次；3 次/d 或比索洛尔 1.25～5mg/次，1 次/d。美托洛尔为脂溶性，对心源性猝死有预防作用，在合并冠心病时应首选，比索洛尔为选择性受体阻滞剂，在合并有支气管哮喘、肺部疾病时应首选。口服 β 受体阻滞剂与洋地黄类药物合用，可取得较好效果，尤其是顽固性房颤，合并心功能不全时仍可应用。

（3）钙拮抗剂：硫氮草酮和维拉帕米能延长房室结不应期和传导时间，静脉给药能快速减慢房颤时心室率，有一定的负性肌力作用，硫氮草酮的负性肌力作用较 β 受体阻滞剂和维拉帕米弱。常用硫氮草酮 10mg 静脉注射，10min 左右即可产生减慢心室率作用，维持量 10～20mg/h，尤其对洋地黄类药物难以控制的有肺部疾病、交感神经兴奋、发热等状态的房颤患者的心室率有较好效果。口服的维拉帕米、硫氮草酮虽有减慢心室率作用，但较 β 受体阻滞剂弱，且对合并有心功能不全者可影响预后。钙拮抗剂也可与洋地黄类药物合用，但慎与 β 受体阻滞剂合用。

2. 治疗策略

（1）Ⅰ 类：口服 β 受体阻滞剂、非二氢吡啶类钙离子拮抗剂（维拉帕米、地尔硫草）或地高辛可用于 LVEF≥0.40 的房颤患者心室率控制（证据级别 B）；口服 β 受体阻滞剂或地高辛可用于 LVEF＜0.40 的房颤患者心室率控制（证据级别 B）；推荐静脉使用 β 受体阻滞剂（艾司洛尔、美托洛尔）或非二氢吡啶类钙离子拮抗剂（维拉帕米、地尔硫䓬）用于急症但不伴有预激综合征房颤患者的心室率控制。若血流动力学不稳定，可直接同步电复律（证据级别 B）。

（2）Ⅱa 类：宽松心室率控制（静息心率＜110 次/min）可作为室率控制的初始心率目标（证据级别 B）；当单一药物未能达到心室率控制目标时，可考虑联合药物治疗（证据级别 B）；对于预激合并房颤、妊娠合并房颤，节律控制而不是室率控制应作为首选管理方法（证据级别 C）；对于心室率快速、症状明显，且药物治疗效果不佳，同时节律控制策略又不适合的患者可行房室结消融联合永久性起搏器植入以控制心室率（证据级别 B）。

（3）Ⅱb 类：对于血流动力学不稳定或 LVEF 显著降低的患者，可考虑静脉使用胺碘酮以快速控制心室率；在其他药物治疗无效或禁忌的情况下，可考虑口服胺碘酮用于心室率控制（证据级别 C）。

（4）Ⅲ类：对于永久性房颤患者，抗心律失常药物常规用于心室率控制。

五、房颤的抗凝治疗

房颤患者的栓塞发生率较高，对于合并瓣膜病患者，需应用华法林抗凝。对于非瓣膜病患者，需使用 $CHA_2DS_2\text{-}VASc$ 评分法对患者进行危险分层。$CHA_2DS_2\text{-}VASc$ 评分法是根据患者是否有近期充血性心力衰竭（1分），高血压（1分），年龄≥75岁（2分），糖尿病（1分）、卒中/TIA/血栓栓塞病史（2分）、血管疾病（1分）、年龄65～74岁（1分）和性别（女性）（1分）确定房颤患者的危险分层，$CHA_2DS_2\text{-}VASc$ 评分法≥2分的患者发生血栓栓塞的危险性较高，应该接受华法林抗凝治疗。口服华法林，使凝血酶原时间国际化标准比值（INR）维持在 2.0～3.0，能安全有效预防脑卒中的发生。$CHA_2DS_2\text{-}VASc$ 评分法＝1分的患者可考虑华法林或阿司匹林（每日100～300mg）治疗。$CHA_2DS_2\text{-}VASc$ 评分法＝0分的患者可不需抗凝治疗。房颤持续不超过24h，复律前无需做抗凝治疗，否则应在复律前接受3周华法林治疗，待心律转复后继续治疗3～4周。或行食管超声心动图除外心房血栓后再行复律，复律后华法林抗凝4周。紧急复律治疗可选用静脉注射肝素或皮下注射低分子肝素抗凝。

口服抗凝药物还可选择达比加群、利伐沙班，无需检测 INR，一般在使用华法林不能使 INR 维持在 2～3 之间或不能定期检测血凝时使用。

此外，外科迷宫手术也可用于维持窦性心律，且具有较高的成功率。

六、胺碘酮治疗房颤

1. 胺碘酮在房颤治疗中应用

（1）用于房颤复律，尤其是器质性心脏病患者，不超过 48h 的房颤可静脉注射胺碘酮，超过 48h 的房颤可口服，但无论静脉注射或口服转复率都不是很高。但它应用的价值在于增加电复律效果和减少电复律后复发，因此常与电复律合用，作为电复律的准备用药。

（2）用于维持窦律：阵发性房颤或持续性房颤复律后长久地维持窦律或减少房颤复发，一般多需选用胺碘酮长期口服。

（3）预防心脏手术后房颤：心脏手术后房颤发生率较高，影响术后血流动力学恢复，延长术后康复时间，因此可在围手术期应用胺碘酮预防。

（4）控制房颤室率：慢性房颤基本不选用胺碘酮控制室率，它仅用在急性心肌梗死和心力衰竭中房颤快速室率的急诊控制。为增加维持窦律的效果，胺碘酮常与血管紧张素 II 受体阻滞剂（ARB）和/或 β 受体阻滞剂联合应用。

2. 应用方法与剂量 不论静注或口服都需给予负荷剂量，静脉给药通常静脉注射 150～300mg，10min 静脉注射，1mg/min 静脉滴注，维持 6h，随后 0.5mg/min 静脉滴注维持，24h 内用量可达 2000mg。心搏骤停复苏可快速推注 300mg，2min 内静脉注射。口服负荷我国通常采用缓慢负荷法，二周内 7g，国外口服负荷剂量较大、较快，通常采用 1.2g/d，直到总量 10g。到达负荷剂量后维持量为 0.2～0.4g/d。胺碘酮静脉注射控制心律失常后多改用口服治疗，为加快起效，一般在静脉用药同时给口服负荷量。负荷剂量大小、负荷时间、维持量大小可根据病情需要、年龄、性别、体重酌情调整。

第四节 心动过速诊断流程

一、窄 QRS 心动过速诊断流程

QRS 时间≤0.12s，心率＞100 次/min 者为窄 QRS 心动过速。绝大多数窄 QRS 心动过速为室上性心动过速，但也包括了少数的分支型室性心动过速。诊断步骤如下。

1. 观察心房波形 注意有无 P 波及 P 波的极性。

窦房结折返性心动过速可见到窦性 P 波位于 QRS 波群之前；房性心动过速常可见到直立的 P 波位于 QRS 波群之前；房室结折返性心动过速的 P 波为逆传型，半数埋没于 QRS 波群中而不得见，半数紧接 QRS 波群出现，在 Ⅱ、Ⅲ、aVF 导联酷似 S 波，在 V₁ 导联酷似 r′波；房室折返性心动过速的 P 波也多为逆传型，位于 QRS 波群后，较易辨认。

2. 注意有无房室传导阻滞　窄 QRS 心动过速伴有房室传导阻滞者可以排除房室折返性心动过速，房室结折返性心动过速的可能性也很小，多数为房性心律失常。如心房率＞250 次/min，伴有房室传导阻滞，可肯定为心房扑动。窄 QRS 心动过速如无自发的房室传导阻滞，可按摩颈动脉窦，若为房室结折返性心动过速和房室折返性心动过速，可能终止发作；若为房性心律失常，常可引起房室传导阻滞而不影响心动过速的持续发作。

3. 注意 P 波与 QRS 波群的关系　即 R-P 间期与 P-R 间期的比例，如能发现 P 波，应注意 P 波与 QRS 波群的关系，对鉴别诊断有一定价值。食管内导联可明确测定 R-P 间期，对鉴别房室结折返性心动过速和房室折返性心动过速很有价值，前者 R-P 间期＜70ms，后者＞70ms。

4. 注意有无 QRS 电交替　无房室传导阻滞的窄 QRS 心动过速如出现 QRS 电交替，提示其为房室折返性心动过速，如心率＜180 次/min，预测正确率为 90%，如心率 180～200 次/min，则降为 82%。QRS 电交替有时也可见于心率很快的房室结折返性心动过速。

5. 动态心电图　对室上速的鉴别具有较大的价值。

二、宽 QRS 心动过速诊断流程

QRS 时间＞0.12s，心率＞100 次/min 者称为宽 QRS 心动过速，它包括了数种发病机制及治疗原则均不相同的心动过速，故其诊断有重要的临床意义。

1. 病史及体检

（1）病史：病史对宽 QRS 心动过速的鉴别诊断很有价值。心肌梗死患者出现宽 QRS 心动过速，98% 为室速；严重器质性心脏病如心肌病患者出现宽 QRS 心动过速，95% 为室速。

（2）体检：体检发现房室分离的征象，对室速的诊断是一个有力的支持，有时体表心电图不能发现房室分离而于体检时发现。房室分离的体征为颈静脉出现不规则的"炮波"（半坐位观察）、心音分裂及第一心音强度每搏发生变化（屏住呼吸易于听取）。

2. 心电图分析

(1) 首先测定 R-R 间期，注意心动过速的频率和节律。室性心动过速和大部分室上性心动过速心率<200/min，心率>200 次/min 的心动过速应考虑心房扑动伴 1:1 房室传导、预激伴心房颤动或逆向型 AVRT。室性心动过速和大部分室上性心动过速的心律基本规整。室性心动过速的 R-R 间期相差≤0.03s，R-R 间期相差>0.10~0.13s 的心动过速为不规则的心动过速，多为心房颤动，或为多形性室速。

(2) 寻找 P 波。如 II 导联及 V_1 导联 P 波不够清楚，应描记 CS_5 导联，注意有无房室分离、室性融合波及室房逆向传导阻滞。如有上述心电图改变之一，室性心动过速可以确诊。

(3) 如 P 波不清楚，也可先观察分析 QRS 波群，注意 QRS 时间、电轴、波形特点，与以往心电图比较。

(4) 借助 Brugada 4 步法诊断流程图协助诊断（图 4-1）。

(5) 若诊断仍有怀疑，可按摩颈动脉窦及采用其他兴奋迷走神经措施（老年人慎用）。如为室上性心动过速，可能终止发作；如为心房扑动伴 2:1 或 1:1 房室传导，可转变为 4:1 房室传导等，从而显示被掩盖的 F 波；如为室性心动过速，通常无改变。

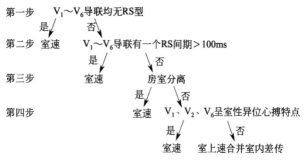

图 4-1　Brugada 4 步法诊断流程图

（6）若诊断还有怀疑，应描记食管内导联，观察 P 波与 QRS 波群的关系，注意有无房室分离及室房逆向传导阻滞等。若患者病情危重，应避免采用食管内导联记录。可静注胺碘酮或普鲁卡因胺（普鲁卡因胺 500mg 加入葡萄糖液中静脉滴注，每分钟静滴量不超过 25mg，应注意监测血压，必要时加用升压药）。如为室性心动过速，可终止发作，即使不能终止发作，常可使心室率减慢，有利于发现 P 波及房室分离；若为预激伴房扑，普罗帕酮可抑制旁路传导，可能显示被掩盖的 F 波。

（7）宽 QRS 心动过速有时不易鉴别，若病情危重，无法进行心电生理检查，可采用"中心治疗"原则。如患者有明显血流动力学障碍，应立即进行电击复律。如血流动力学稳定，可酌情静注普罗帕酮、普鲁卡因胺或胺碘酮。

第五节　心脏起搏治疗

一、临时起搏的适应证

（1）症状性二度或三度房室传导阻滞，逸搏心率缓慢，特别是急性心肌缺血、急性心肌炎时，随着病程的演变或病因的去除，绝大多数房室传导阻滞会恢复正常传导。

（2）药物（如洋地黄过量、抗心律失常药物）、电解质紊乱（如高钾血症）等引起的症状性窦性心动过缓、窦性停搏及三度房室传导阻滞者。

（3）心脏手术后的三度房室传导阻滞，多数为手术中部分损伤或缝线牵拉、局部水肿与压迫房室传导组织所致。

（4）导管射频消融或介入性检查、治疗所致症状性二度或三度房室传导阻滞。有可能发展为更严重的心动过缓，也可能慢慢恢复正常传导，对这类患者也应进行临时性起搏。

（5）某些治疗无效或不宜用药物或电复律的快速心律失常，如药物诱发的尖端扭转型室速，反复发作的持续性室性心动过速（室速）及室上性心动过速

（室上速）、房性心动过速（房速）、心房扑动（房扑）等给予超速抑制起搏终止心律失常，达到治疗目的。

（6）植入永久性起搏器之前，反复发作阿-斯综合征（Admas-Stokes 综合征）者的过渡性治疗。

（7）植入的永久性起搏器失灵，或需要更换起搏器而有起搏器依赖的患者。

二、永久起搏的适应证

1. 窦房结功能异常患者永久性心脏起搏器植入的 I 类指征

（1）症状性心动过缓伴窦房结功能障碍，并有与心动过缓有关的证据。

（2）有症状的变时功能不全。

（3）必须使用某些药物，而这些药物又可引起或加重症状性心动过缓。

2. 成人获得性房室传导阻滞（AVB）患者永久性心脏起搏器植入的 I 类指征

（1）任何阻滞部位的三度和高度 AVB 患者，并伴有：

① 有症状的心动过缓（包括心力衰竭症状）或伴室性心律失常。

② 因心律失常或其他情况需用药而导致心动过缓。

③ 无症状，但心搏停止＞3s 或清醒时逸搏频率＜40 次/min 或房室结以下逸搏心律。

④ 射频消融房室交界区导致的三度或高度房室传导阻滞。

⑤ 心脏外科手术后发生的不可逆性房室传导阻滞。

⑥ 神经肌源性疾病伴发的房室传导阻滞、无论是否有症状。

⑦ 清醒状态下无症状的房颤或心动过缓者，有 1 次或更多至少 5s 的长间歇。

（2）任何阻滞部位和类型的二度房室传导阻滞产生的有症状的心动过缓。

（3）无心肌缺血情况下运动时的二度或三度房室传导阻滞。

3. 慢性双分支传导阻滞患者永久性心脏起搏器植入的Ⅰ类指征

（1）高度 AVB 或间歇三度 AVB 患者。

（2）二度Ⅱ型 AVB 患者。

（3）交替性束支传导阻滞患者。

4. 与急性心肌梗死相关的房室传导阻滞患者永久性心脏起搏器植入的Ⅰ类指征

（1）急性心肌梗死后持续存在的希氏束-浦肯野系统内的二度房室传导阻滞伴交替性束支传导阻滞，或希氏束-浦肯野系统内或其远端的三度房室传导阻滞。

（2）房室结以下的一过性高度、二度、三度房室传导阻滞，伴束支传导阻滞者，如果阻滞部位不明确则应进行电生理检查。

（3）持续和有症状的二度或三度房室传导阻滞。

5. 儿童、青少年和先天性心脏病患者的起搏治疗的Ⅰ类指征

（1）高度或三度房室传导阻滞合并有症状的心动过缓、心功能不全或低心排血量。

（2）有症状的窦房结功能不良，心率与年龄不相称。

（3）手术后出现高度或三度房室传导阻滞，术后7d仍未恢复。

（4）先天性三度房室传导阻滞合并宽 QRS 逸搏心律（包括复杂室性异位心律），或心功能不全。

（5）先天性三度房室阻滞，心室率＜55 次/min，或心力衰竭，心室率＜70 次/min。

6. 严重收缩性心力衰竭患者心脏再同步化治疗装置（CRT）植入的Ⅰ类指征　药物治疗基础上左心室射血分数（LVEF）≤0.35、窦性心律、LBBB 且 QRS 时限≥130ms，心功能Ⅱ～Ⅳ级（NYHA 分级）的患者。

7. ICD 植入的 Ⅰ 类指征

（1）非可逆性原因引起的室颤或血流动力学不稳定的持续室速导致的心搏骤停。

（2）合并自发持续室速的器质性心脏病患者，无论血流动力学是否稳定。

（3）不明原因的晕厥患者，伴随电生理检查诱发的临床相关血流动力学不稳定持续室速或室颤。

（4）心肌梗死所致 LVEF≤35%，且心肌梗死 40d 以上，NYHA Ⅱ 或 Ⅲ 级患者。

（5）NYHA Ⅱ 或 Ⅲ 级，LVEF≤35% 的非缺血性扩张型心肌病患者。

（6）心肌梗死所致 LVEF<30%，且心肌梗死 40d 以上，NYHA Ⅰ 级患者。

（7）陈旧性心肌梗死所致非持续室速，LVEF<40% 且电生理检查诱发出室颤或持续室速。

三、起搏器的类型及适应证

起搏器的类型及适应证见表 4-3。

表 4-3 起搏器的类型及适应证

编码	意义	适应证
VOO	非同步心室起搏，无感知、频率应答	起搏器研制的初期产品，已不再使用

编码	意义	适应证
VVI	心室同步抑制型起搏	一般性的心室率缓慢，无器质性心脏病；间歇性发生的心室率缓慢及长R-R间期
VAT	P波触发心室型起搏	房室传导阻滞，病态窦房结综合征患者
VVT	QRS触发型起搏	
VVIR	心室同步抑制型起搏，有频率应答功能	
VVIRV	在VVI起搏功能基础上加有多部位心室起搏（包括双心室起搏，或单室多部位起搏），常用于心力衰竭、房颤或室内传导延迟的患者	
AOO	非同步心房起搏，无感知、频率应答	
AAI	心房同步抑制型起搏	房室传导功能正常的病态窦房结综合征
DDD	房室起搏，房室感知，P及R波抑制型	房室传导阻滞伴或不伴窦房结功能障碍，病态窦房结综合征
DDDR	在DDD起搏功能基础上加有频率应答功能	
DDDRA	在DDDR起搏功能基础上加有多部位心房起搏（包括双房起搏或单房多部位起搏）	
DDDRD	在DDD起搏基础上有频率应答和心房、心室多部位起搏	

（郭小朋　张冠兆）

第五章 猝死与心肺复苏

第一节 猝死的临床表现与过程

一、前驱期

4 周内有胸痛、虚弱或乏力、心悸、晕厥及许多非特异性主诉，或原有症状的加重。

二、终末事件期

从心血管状态出现急剧变化到心脏骤停发生前这段不到 1h 的时间，被称为"终末事件期"。

三、心脏骤停

特征是由于大脑缺乏足够血流灌注导致的突然意识丧失、呼吸停止和脉搏消失，如果没有积极的干预，往往导致死亡，罕见自行逆转。导致心脏骤停的最常见机制是室颤，其次是无脉性电活动（电-机械分离）的心电图表现形式和心室停搏。

四、生物学死亡

从心脏骤停进展到生物学死亡的过程长短取决于心脏骤停的发生机制、基础疾病以及心脏骤停至心肺复苏的间隔时间。如无治疗干预，突发的心脏骤停将造成脑供血中断，持续4～6min即可出现不可逆的脑损害，并很快进展到生物学死亡。8min内若缺乏生命支持治疗措施，即刻复苏和长时间存活几乎不可能。

第二节　成人、儿童和婴儿基础生命支持关键步骤的总结

成人、儿童和婴儿基础生命支持关键步骤的总结见表5-1。

表5-1　成人、儿童和婴儿基础生命支持关键步骤的总结

内容	建议		
	成人	儿童	婴儿
识别	无反应(所有年龄)		
	没有呼吸或不能正常呼吸(即仅仅是喘息)	不呼吸或仅仅是喘息	
	对于所有年龄，在10s内未扪及脉搏(仅限医务人员)		
心肺复苏程序	C(胸外按压)-A(开放气道)-B(人工呼吸)		
按压频率	每分钟至少100次		
按压幅度	至少5cm	至少1/3前后径大约6cm	至少1/3前后径大约4cm
胸廓回弹	保证每次按压后胸廓回弹，医务人员每2min交换一次按压		
按压中断	尽可能减少胸外按压的中断，尽可能将中断控制在10s以内		

续表

内容	建议		
	成人	儿童	婴儿
气道	仰头抬颌法(医务人员怀疑有外伤:推举下颌法)		
按压-通气比率(置入高级气道之前)	30:2 1或2名施救者	30:2单人施救者 16:22名医务人员施救者	
通气:在施救者未经培训或经过培训但不熟练的情况下	单纯胸外按压		
使用高级气道通气(医务人员)	每6~8s 1次呼吸(每分钟8~10次呼吸) 与胸外按压不同步, 大约每次呼吸1s,有明显的胸廓隆起		
除颤	尽快连接并使用自动体外除颤仪(AED), 尽可能缩短电击前后的胸外按压中断: 每次电击后立即从按压开始心肺复苏		

注:表5-1转载自2010 AHA CPR 和 ECC 指南摘要 (中文版)。

第三节 心肺复苏流程

一、成人心脏骤停救治流程 (图 5-1)

二、室颤或无脉性室速的救治流程

室颤或无脉性室速的救治流程见图 5-2。

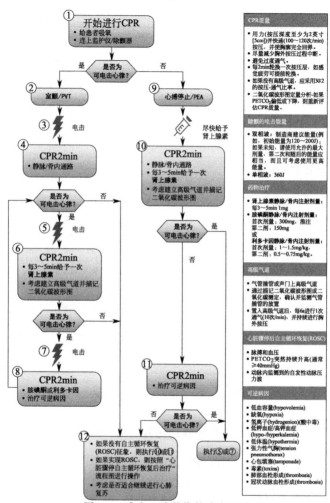

图 5-1　成人心脏骤停救治流程图

注：转载自 2020 年 AHA 指南。

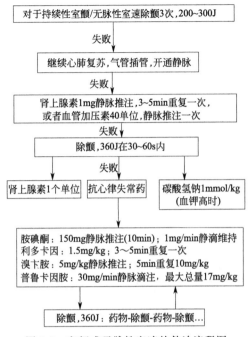

图 5-2　室颤或无脉性室速的救治流程图

三、心室停搏的救治流程

心室停搏救治流程见图 5-3。

四、心动过缓的救治流程

（1）先给患者接上监护仪、氧气面罩及插入静脉导管。

（2）如为心率过缓或低度房室传导阻滞，可先使用抗

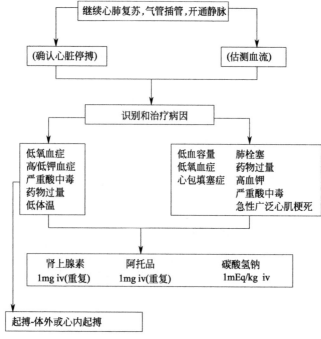

图 5-3　心室停搏的救治流程图

缓慢心律失常药，如阿托品。

（3）如为高度房室传导阻滞，可先采用经皮起搏，如无效或在等待起搏器的过程中出现低血压，可使用阿托品或强心药静脉滴注（如肾上腺素或多巴胺）。

（4）若患者情况趋于稳定，可施行经静脉起搏，并尝试找出病因。

第四节　心肺复苏中常用药物的使用方法

心肺复苏中常用药物的使用方法见表 5-2。

表 5-2　心肺复苏中常用药物的使用方法

药物名称	适应证	使用方法
肾上腺素	无脉室性心动过速(VT)、心室纤颤(VF)	iv,1mg,3～5min
加压素	无脉 VT、VF、心脏停搏、无脉心电活动(PEA)	40U,iv,只给 1 次
胺碘酮	无脉 VT、VF	iv,首次 300mg,接着 150mg,最大剂量不超过 2.2g/d;复苏后 1mg/min 静脉滴注,连续 6h,接着 0.5mg/min,连续滴注 18h,最大剂量不超过 2.2g/d
	有脉 VT、各类心动过速	150mg iv,必要时重复,最大剂量不超过 2.2g/d;复苏后 1mg/min 静脉滴注,连续 6h,接着 0.5mg/min 静脉滴注,连续 18h,最大剂量不超过 2.2g/d
利多卡因	无脉 VT、VF 有脉 VT、各类心动过速	1～1.5mg/kg,接着 0.5～0.75mg/kg,最大剂量不超过 3 剂或 3mg/kg;复苏后静脉滴注,1～4mg/min
硫酸镁	尖端扭转型 VT	1～2g,iv

续表

药物名称	适应证	使用方法
阿托品	心脏停搏、PEA 心率过缓、房室传导阻滞	1mg iv,3～5min 重复,最大剂量 3mg 0.5mg iv,3～5min 重复,最大剂量 3mg
腺苷	阵发性室上速	静脉注射,先给予 12mg,再给予 12mg

（郭义山　黄大奇）

第六章　高血压

第一节　血压的测量

（一）血压计的选择

推荐使用经过国际标准方案认证（ESH、BHS 和 AAMI）的上臂式医用电子血压计进行测量，水银柱血压计将逐步被淘汰。

使用标准规格的袖带（气囊长 22～26cm、宽 12cm）；肥胖者或臂围大者（>32cm）应使用大规格气囊袖带；儿童使用小规格袖带。

（二）被检测者的准备

被测量者至少安静休息 5min，在测量前 30min 内禁止吸烟或饮咖啡，排空膀胱。

被测量者取坐位，最好坐靠背椅，裸露上臂，上臂与心脏处在同一水平。如果怀疑外周血管病，首次就诊时应测量左、右上臂血压。特殊情况下可以取卧位或站立位。老年人、糖尿病患者及出现体位性低血压情况者，应加测站立位血压。站立位血压在卧位改为站立位后 1min 和 3min 时测量。

（三）袖带的捆扎

将袖带紧贴缚在被测者的上臂，袖带的下缘应在肘弯上 2.5cm。将听诊器探头置于肱动脉搏动处，一手按压固定，不可单纯塞于袖带下面。

（四）充气与放气

测量时快速充气，使气囊内压力达到桡动脉搏动消失后再升高 30mmHg（4.0kPa），然后以恒定的速率（2mmHg/s）缓慢放气。在心率缓慢者，放气速率应更慢些。获得舒张压读数后，快速放气至零。

（五）血压的判读

在放气过程中仔细听取柯氏音，观察柯氏音第Ⅰ时相（第一音）和第Ⅴ时相（消失音）水银柱凸面的垂直高度。收缩压读数取柯氏音第Ⅰ时相，舒张压读数取柯氏音第Ⅴ时相。年龄小于 12 岁的儿童、妊娠妇女、严重贫血、甲状腺功能亢进、主动脉瓣关闭不全及柯氏音不消失者，以柯氏音第Ⅳ时相（变音）定为舒张压。

血压单位在临床使用时采用毫米汞柱（mmHg），在我国正式出版物中注明毫米汞柱与千帕斯卡（kPa）的换算关系为 1mmHg＝0.133kPa。

（六）重复测量

应相隔 1～2min 重复测量，取 2 次读数的平均值记录。如果收缩压或舒张压的 2 次读数相差 5mmHg 以上，应再次测量，取 3 次读数的平均值记录。经非同日三次测量（一般间隔 2 周），收缩压≥140mmHg 和（或）舒张压≥90mmHg 就考虑诊为高血压。

第二节 高血压的诊断

一、血压水平的定义和分类

血压水平的定义与分类见表 6-1。

表 6-1 血压水平的定义和分类

类别	收缩压(mmHg)		舒张压(mmHg)
正常血压	<120	和	<80
正常高值	120～139	和（或）	80～89
高血压	≥140	和（或）	≥90
1 级高血压(轻度)	140～159	和（或）	90～99
2 级高血压(中度)	160～179	和（或）	100～109
3 级高血压(重度)	≥180	和（或）	≥110
单纯收缩期高血压	≥140	和	<90

注：若患者的收缩压与舒张压分属不同的级别时，则以较高的分级为准。单纯收缩期高血压也可按照收缩压水平分为 1、2、3 级。

二、影响高血压预后的危险因素

2018 年中国高血压防治指南根据以往我国高血压防治指南实施情况和有关研究进展，对影响风险分层的内容做了部分修改，见表 6-2。增加 130 ～ 139/85 ～

89mmHg 范围；将心血管危险因素中高同型半胱氨酸血症的诊断标准改为≥15μmol/L；将心房颤动列入伴发的临床疾病；将糖尿病分为新诊断与已治疗但未控制两种情况，分别根据血糖（空腹与餐后）与糖化血红蛋白的水平诊断。

三、高血压患者的心血管危险分层

1. **分层的依据** 高血压患者合并的危险因素和靶器官损害是决定治疗策略的主要依据，因此评估高血压患者从以下几个方面着手：

(1) 并存的其他心血管危险因素。

(2) 靶器官损害。

(3) 并存临床情况如心、脑血管病，肾病及糖尿病。

(4) 患者个人情况及经济条件等。

为了便于危险分层，WHO/ISH 指南委员会根据"弗明汉心脏研究"观察对象 10 年心血管病死亡、非致死性卒中和非致死性心肌梗死的资料，计算出几项危险因素合并存在时对以后心血管事件绝对危险的影响。

2. **分层的标准** 见表 6-2。

3. **各层的预后** 2018 年中国高血压防治指南仍采用 2005 与 2010 年指南的分层原则和基本内容，将高血压患者按心血管风险水平分为低危、中危、高危和很高危四个层次，见表 6-2、表 6-3。

表6-2　高血压患者的心血管危险分层标准

其他危险因素和病史	血压			
	SBP 130～139 和(或) DBP85～89	SBP 140～159 和(或) DBP90～99	SBP 160～179 和(或) DBP100～109	SBP ≥180 和(或) DBP≥110
无其他危险因素	低危	中危	中危	高危
1～2个危险因素	低危	中危	中/高危	很高危
≥3个危险因素,靶器官损害,或慢性肾脏疾病(CKD)3期,无并发症的糖尿病	中/高危	高危	高危	很高危
有临床并发症,或慢性肾脏疾病(CKD)≥4期,有并发症的糖尿病	高/很高危	很高危	很高危	很高危

表6-3　高血压患者影响预后的因素

心血管病的危险因素	靶器官的损害 （TOD）	伴随的临床疾病 （ACC）
·高血压（1～3级） ·男性＞55岁；女性＞65岁 ·吸烟或被动吸烟 ·糖耐量受损（2h血糖7.8～11.0mmol/L）和（或）空腹血糖异常（6.1～6.9mmol/L） ·血脂异常：TC≥5.2mmol/L（200mg/dL）或LDL-C≥3.4mmol/L（130mg/dL）或HDL-C＜1.0mmol/L（40mg/dL） ·早发心血管病家族史（一级亲属发病年龄＜50岁） ·腹型肥胖（腰围：男性≥90cm，女性≥85cm）或肥胖（BMI≥28kg/m²）	·左心室肥厚 心电图：Sokolow-Lyon电压＞3.8mV 或Cornell乘积＞244mV·ms 超声心动图LVMI：男≥115g/m²，女≥95g/m² ·颈动脉超声IMT≥0.9mm或动脉粥样硬化性斑块 ·颈-股动脉脉搏波速度≥12m/s（选择使用） ·踝/臂血压指数＜0.9（选择使用）	·脑血管病： 脑出血 缺血性脑卒中 短暂性脑缺血发作 ·心脏疾病： 心肌梗死史 心绞痛 冠状动脉血运重建 慢性心力衰竭 心房颤动 ·肾脏疾病： 糖尿病肾病 肾功能受损包括

续表

心血管病的危险因素	靶器官的损害 （TOD）	伴随的临床疾患 （ACC）
• 高同型半胱氨酸血症（≥15μmol/L）	eGFR<30mL/(min·1.73m^2) • 估算的肾小球率过滤降低[eGFR30～59mL/(min·1.73m^2)]或血清肌酐轻度升高:男性115～133μmol/L（1.3～1.5mg/dL）女性107～124μmol/L（1.2～1.4mg/dL） • 微量白蛋白尿:30～300mg/24h或白蛋白/肌酐≥30mg/g(3.5mg/mmol)	血肌酐升高:[男性>133μmol/L(1.5mg/dL)，女性>124μmol/L（1.4mg/dL）] 蛋白尿（≥300mg/24h） • 外周血管疾病 • 视网膜病变 出血或渗出 视神经乳头水肿 • 糖尿病 新诊断:空腹血糖≥7.0mmol/L（126mg/dL） 餐后血糖≥11.1mmol/L（200mg/dL） 已治疗但未控制:糖化血红蛋白(HbA1c)≥6.5%

注：TC—总胆固醇；LDL-C—低密度脂蛋白胆固醇；HDL-C—高密度脂蛋白胆固醇；LVMI—左心室重量指数；IMT—颈动脉内膜中层厚度；BMI—体质指数

四、高血压的诊断流程

1. 病史采集　全面的病史采集极为重要，应包括：

（1）家族史：询问患者有无高血压、脑卒中、糖尿病、血脂异常、冠心病或肾脏病的家族史，包括一级亲属发生心脑血管病事件时的年龄。

（2）病程：初次发现或诊断高血压的时间、场合、血压最高水平，如已接受降压药治疗，说明既往及目前使用的降压药物种类、剂量、疗效及有无不良反应。

（3）症状及既往史：询问目前及既往有无脑卒中或一过性脑缺血、冠心病、心力衰竭、心房颤动、外周血管病、糖尿病、痛风、血脂异常、性功能异常和肾脏疾病等症状及治疗情况。

（4）有无提示继发性高血压的症状。

（5）生活方式：仔细了解膳食中盐、酒及脂肪的摄入量，吸烟状况、体力活动量、体重变化、睡眠习惯等情况。

（6）使用药物：详细询问是否服用过可能升高血压的药物，如口服避孕药、非甾体抗炎药、甘草等。

（7）心理社会因素：详细了解可能影响高血压病程及疗效的个人心理、社会和环境因素，包括家庭情况、工作环境、文化程度以及有无精神创伤史。

2. 体格检查　仔细的体格检查有助于发现继发性高血压的线索及靶器官损害的情况。包括：

（1）正确测量四肢血压。

（2）测量体质指数（BMI），测量腰围及臀围。

（3）检查眼底。

（4）观察有无 Cushing 面容、神经纤维瘤性皮肤斑、甲状腺功能亢进性突眼征、下肢水肿。

（5）听诊颈动脉、胸主动脉、腹部动脉及股动脉有无杂音。

（6）甲状腺触诊，全面的心肺检查，检查腹部有无肾脏扩大、肿块。

（7）四肢动脉搏动，神经系统检查。

3. 实验室检查

（1）血生化（血钾、血钠、空腹血糖、血脂、尿酸和肌酐）

（2）全血细胞计数，血红蛋白和血细胞比容。

（3）尿液分析（尿蛋白、尿糖和尿沉渣镜检）。

（4）心电图检查。

（5）糖尿病和慢性肾病患者应每年至少查一次尿蛋白。

（6）其他推荐检查项目：超声心动图、颈动脉和股动脉超声、餐后血糖（当空腹血糖≥6.1mmol/或 110mg/d 时测量）、C 反应蛋白（高敏感）、微量白蛋白尿（糖尿病患者必查项目）、尿蛋白定量（若纤维素试纸检查为阳性者检查此项目）、眼底检查和胸片、睡眠呼吸监测（睡眠呼吸暂停综合征）。

对疑及继发性高血压者，根据需要分别进行以下检查：血浆肾素活性、血及尿醛固酮、血及尿儿茶酚胺、动脉造影、肾和肾上腺超声、CT 或 MRI。

第三节　高血压的鉴别诊断

一、继发性高血压的筛查

一旦诊断高血压，必须鉴别是原发性还是继发性。以下线索提示有继发性高血压可能。

（1）发病年龄小于 30 岁。

（2）高血压程度严重（达 3 级以上）。

（3）血压升高伴肢体肌无力或麻痹，周期性发作，或低血钾。

（4）夜尿增多、血尿或泡沫尿，或有肾脏疾病史。

（5）阵发性高血压，发作时伴头痛、心悸、皮肤苍白及多汗等。

（6）下肢血压明显低于上肢，双侧上肢血压相差超过 20mmHg 以上。

（7）降压效果差，不易控制。

二、继发性高血压的鉴别诊断

1. 肾脏病　肾脏病引起的高血压是最常见的继发性

高血压（以慢性肾小球肾炎最为常见，其他包括肾间质纤维化、多囊肾、慢性肾盂肾炎和梗阻性肾病等）。应对所有高血压患者初诊时进行尿常规检查以筛查除外肾实质性高血压。体检时双侧上腹部如触及块状物，应疑为多囊肾，并做腹部超声检查，有助于明确诊断。测尿蛋白、红细胞、白细胞，管型及血肌酐浓度等，有助于了解肾小球及肾小管功能。

2. 肾动脉狭窄　肾动脉狭窄是继发性高血压的第二位原因（大多学者认为，肾动脉狭窄≥70%，狭窄远近端收缩压差＞30mmHg，具有功能意义，会引起高血压）。肾动脉狭窄体征是脐上闻及向单侧传导的血管杂音，但不常见。实验室检查有可能发现高肾素，低血钾。肾功能进行性减退和肾脏体积缩小是晚期患者的主要表现。超声肾动脉检查，增强螺旋 CT，磁共振血管造影，数字减影，多排 CT，有助于肾血管的解剖诊断。肾动脉彩色多普勒超声检查，是敏感和特异性很高的无创筛查手段。肾动脉造影可确诊。

3. 嗜铬细胞瘤　嗜铬细胞瘤是一种少见的继发性高血压，随着近年来基因诊断及治疗技术的发展，至少有 24%～27% 的嗜铬细胞瘤和副神经节瘤与某种已知的基因突变相关。间甲肾上腺素类物质是儿茶酚胺的代谢产物，具有半衰期长，不易产生波动，受药物影响小的特点，被认为其诊断价值优于儿茶酚胺的测定。

CT 或磁共振成像可以帮助嗜铬细胞瘤定位诊断，但敏感性高而特异性低，间位碘代苄胍扫描弥补了 CT 和 MRI 的缺点。

4. 原发性醛固酮增多症　检测血钾水平作为筛查方法。停用影响肾素的药物（如β受体阻滞剂、ACE 抑制剂等）后，血浆肾素活性显著低下 [<1ng/（mL·h）]，且血浆醛固酮水平明显增高提示该病。血浆醛固酮（ng/dL）与血浆肾素活性 [ng/（mL·h）] 比值大于 50，高度提示原发性醛固酮增多症。CT/MRI 检查有助于确定是腺瘤增生。

5. 皮质醇增多症（Cushing's syndrome）　皮质醇增多症中 80% 的患者伴有高血压。患者典型表现有向心性肥胖、水牛背、皮肤紫纹、多毛等。可靠指标是测定 24h 尿游离皮质醇含量，>276nmol/24h 高度提示本病。有报道夜间唾液皮质醇反应血清游离皮质醇水平，其敏感性 92%～100%，特异性 93%～100%。

6. 降主动脉缩窄　主动脉缩窄是一种少见的继发性高血压病因，好发于儿童及年轻成人，是由于胸降主动脉狭窄引起的区域性高血压。体格检查时，胸部及背部听诊有收缩中期杂音，随时间的延续杂音逐渐为持续性。股动脉搏动迟于桡动脉搏动；上肢血压高，下肢血压低或检测不到。对于疑似患者，一般采用磁共振血管造影（MRA）或 CTA 检查，可明确诊断。

7. 呼吸睡眠暂停综合征（SAS）　呼吸睡眠暂停综合征是指在 7h 睡眠过程中，呼吸暂停≥30 次，每次＞10s，或每小时睡眠中的睡眠呼吸暂停低通气指数（apnea hypopnea index，AHI）≥5，同时伴有血氧饱和度下降＞40%。分为中枢性、阻塞性、混合性三种，其中阻塞性最常见。若经气管造口或经鼻持续气道正压通气（CPAP）治疗后，血压恢复正常者，反映高血压由于 SAS 所致；若治疗后有所改善，但血压仍较高，则说明原发性高血压与继发性高血压合并存在。

8. 多囊卵巢综合证　是育龄女性最常见的内分泌紊乱性疾病，发病率达 5%。典型的临床表现为卵巢多囊性增大、长期无排卵、闭经或月经稀少、不孕、多毛、痤疮、肥胖等。主要的诊断标准包括不排卵（一年少于 6 次）和排除其他内分泌疾病引起的雄激素水平增高。

9. 大动脉炎与高血压　大动脉炎是指主动脉及其主要分支的慢性进行性非特异性炎症病变，导致不同部位的动脉狭窄或闭塞，少数患者因炎症破坏动脉壁的中层，而致动脉扩张或动脉瘤。因病变部位不同，其临床表现也不同。本病多见于青年女性，高血压约占 60%。

10. 药物诱发的高血压　升高血压的药物有甘草、口服避孕药、类固醇、非甾体抗炎药、可卡因、苯丙胺、重组人促红素和环孢素等。

第四节　高血压的治疗

一、降压治疗的目标

一般高血压患者血压降至 140/90mmHg 以下；老年人（≥65 岁）高血压患者的血压降至 150/90mmHg 以下；中青年能耐受者和部分有糖尿病、蛋白尿等高危及以上的患者可进一步降至 130/80mmHg 以下；若耐受性良好，建议尽可能降至 120/80mmHg 以下。

二、降压治疗的策略

1. 据当前的认识，高血压的降低血压治疗应遵循以下原则。

（1）采用较小的有效剂量以获得可能有的疗效而使不良反应最小，视血压控制情况逐渐加量或者联合用药，争取 3 个月内使血压达标。

（2）推荐使用 24h 平稳降压的长效制剂，能有效减少血压波动，防止靶器官损害以及清晨血压突然升高所致的猝死、卒中和心脏病发作，并且此类药物可以增加治疗的依从性，便于患者坚持规律服药。若使用中效或短效药，须用药 2~3 次/d。

（3）单一药物疗效不佳时，应及早采用两种或两种以上药物联合治疗，提高降压效果而不增加不良反应，不宜将一种降压药物的剂量加的过大。事实上，2级以上高血压或高危患者为达到目标血压常需降压药联合治疗。

（4）判断降压药物是否有效或是否需要更改治疗方案时，应充分考虑药物达到最大疗效所需的时间。不应过于频繁地改变治疗方案。

（5）高血压是一种终身性疾病，一般应监测血压，坚持服药。

2. 根据基线血压水平、有无靶器官损害和危险因素，选用单药治疗或联合治疗。

（1）单药治疗：起始时用低剂量单药，如血压不能达标，增加剂量至足量或换用低剂量的另一种药物，如仍不能使血压达标，则将后一种药物用至足量，或改用联合药物治疗。起始用低剂量单药的优点是可以了解患者对各种药物的疗效和耐受性的反应，但需要时间较长。

（2）联合治疗：对于血压≥160/100mmHg、高于目标血压20/10mmHg的高危患者，以及单药治疗未达标的高血压患者，建议联合降压治疗。起始即联合应用低剂量两种药物，如血压不能达标，可将其中药物的剂量增至足量，或添加低剂量第三种药物，如血压仍不能达标，将三种药物的剂量调至有效剂量。对于血压≥140/90mmHg的患者，也可起始小剂量联合治疗，联合用药的目的是希望有药物协同治疗作用而相互抵消不良作用，固定的复方制剂虽不能调整个别药物的剂量，但使用方便，有利于提高治疗依从性。

3. 发挥不同类降压药在某些方面的相对优势，一些研究提示如下。

（1）预防卒中：ARB 优于 β 受体阻滞剂，钙拮抗剂优于利尿剂。

（2）预防心力衰竭：利尿剂优于其他类。

（3）延缓糖尿病和非糖尿病肾病的肾功能不全：ACEI 或 ARB 优于其他类。

（4）改善左心室肥厚：ARB 优于 β 受体阻滞剂。

（5）延缓颈动脉粥样硬化：钙拮抗剂优于利尿药或 β 受体阻滞剂。

（6）可乐定对于戒烟有效，大剂量用于戒除药物成瘾性。

4. 降压药物的联合应用　现有的临床试验结果推荐以下前 4 种组合方案，必要时或慎用后两者组合方案。

（1）CCB 和 ACEI 或 ARB。

（2）ACEI 或 ARB 和小剂量利尿剂。

（3）CCB（二氢吡啶类）和小剂量 β 受体阻滞剂。

（4）CCB 和小剂量利尿剂。

（5）小剂量利尿剂和小剂量 β 受体阻滞剂。

（6）α 受体阻滞剂（心功能不全者慎用 α 受体阻滞剂）和 β 受体阻滞剂。

5. 高血压的非药物治疗　高血压治疗应采用综合措

施，任何治疗方案均应以非药物疗法为基础。积极有效的非药物治疗可通过多种途径干预高血压的发病机制，起到一定的降压作用，并有助于减少靶器官损害的发生率。非药物治疗包括提倡健康生活方式、消除不利于心理和身体健康的行为和习惯，达到控制高血压以及减少其他心血管疾病的发病危险。具体内容如下。

（1）控制体重：体重下降 10kg 可使血压下降 5～20mmHg。高血压患者应控制体质指数（BMI）在 24kg/m² 以下，或者注意控制腰围男性＜90cm，女性＜85cm。

（2）减少钠盐摄入：每日食盐摄入量应不超过 6g，主要应减少烹调用盐，少食或不食含盐高的腌制品等，或者食用代用盐或食醋等。减少钠盐摄入的同时应注意补充钾。

（3）合理饮食：减少膳食脂肪，多吃蔬菜水果等富含维生素与纤维素类食物，摄入足量蛋白质，注意钾、钙、镁的摄入。

（4）规律运动：适量运动可以降低血压 4～9mmHg。提倡进行规律的中等强度有氧运动，一般每周 4～7 次，每次持续 30～60min。中等强度运动为能达到最大心率［最大心率(次/分钟)＝220－年龄］的 60%～70% 的运动。

（5）心理平衡：生活节奏过快、压力过大也是高血压的常见诱因。因此，高血压患者应减少心理压力，保持心理平衡。

(6) 戒烟限酒:高血压患者应限制饮酒,做到尽量不饮酒,如饮酒,则少量为宜,白酒＜50mL/d、葡萄酒＜100mL/d、啤酒＜300mL/d。

三、降压药物的选择

降压药物的临床参考见表6-4。

表6-4　降压药物选用的临床参考

类别	适应证	禁忌证	
		强制性	可能
噻嗪类利尿剂	充血性心力衰竭,老年高血压单纯收缩期高血压	痛风	妊娠
袢利尿剂	肾功能不全,充血性心力衰竭		
抗醛固酮利尿剂	充血性心力衰竭,心肌梗死后	肾功能衰竭,高钾血症	
β受体阻滞剂	心绞痛,心肌梗死后,快速心律失常,充血性心力衰竭,妊娠	二、三度 AVB,哮喘,慢性阻塞性肺病	周围血管病 糖耐量减低 运动员或经常运动者
二氢吡啶类钙拮抗剂	老年高血压,周围血管病,妊娠,单纯收缩期高血压,心绞痛,颈动脉粥样硬化		快速心律失常
非二氢吡啶类钙拮抗剂(维拉帕米,地尔硫革)	心绞痛,颈动脉粥样硬化 室上性心动过速	二、三度 AVB 充血性心力衰竭	充血性心力衰竭

续表

类别	适应证	禁忌证	
		强制性	可能
ACEI 抑制剂	充血性心力衰竭,心肌梗死后 左室功能不全,非糖尿病肾病 糖尿病肾病,蛋白尿	妊娠,高钾血症 双侧肾动脉狭窄	
ARB 拮抗剂	糖尿病肾病,蛋白尿 糖尿病微量白蛋白尿,左心室肥厚,ACEI 所致咳嗽	妊娠,高钾血症 双侧肾动脉狭窄	
α 受体阻滞剂	前列腺增生,高脂血症	体位性低血压	充血性心力衰竭

四、口服降压药物的应用方法

口服降压药物的应用方法见表 6-5。

表 6-5 口服降压药物的应用方法

口服降压药物	每日剂量/mg	分服次数	主要不良反应
利尿药			
噻嗪类利尿药			血钾减低,血钠减低,血尿酸升高
氢氯噻嗪	6.25~25	1	
氯噻酮	12.5~25	1	
吲达帕胺	0.625~2.5	1	
吲哒帕胺缓释片	1.5	1	

续表

口服降压药物	每日剂量 /mg	分服 次数	主要不良反应
袢利尿药			血钾减低
呋塞米	20～80	2	
保钾利尿药			血钾增高
阿米洛利	5～10	1～2	
氨苯蝶啶	25～100	1～2	
醛固酮受体拮抗剂			血钾增高
螺内酯	25～50	1～2	
β受体阻滞剂			支气管痉挛,心功能抑制
普萘洛尔	20～90	2～3	
美托洛尔平片	50～100	2	
美托洛尔缓释片	47.5～190	1	
阿替洛尔	12.5～50	1～2	
倍他洛尔	5～20	1	
比索洛尔	2.5～10	1	
α、β受体阻滞剂			体位性低血压,支气管痉挛
拉贝洛尔	200～600	2	
卡维地洛	12.5～50	2	
阿罗洛尔	10～20	1～2	
血管紧张素转换酶抑制剂			咳嗽,血钾升高,血管性水肿
卡托普利	25～100	2～3	
依那普利	5～40	2	
贝那普利	5～40	1～2	
赖诺普利	5～40	1	
雷米普利	1.25～20	1	

口服降压药物	每日剂量/mg	分服次数	主要不良反应
福辛普利	10～40	1	
西拉普利	2.5～5	1	
培哚普利	4～8	1	
喹那普利	10～40	1	
群多普利	0.5～4	1	
地拉普利	15～60	2	
咪哒普利	2.5～10	1	
血管紧张素受体拮抗剂			血钾升高,血管性水肿(罕见)
氯沙坦	25～100	1	
缬沙坦	80～160	1	
厄贝沙坦	150～300	1	
坎地沙坦	8～32	1	
替米沙坦	20～80	1	
奥美沙坦	20～40	1	
钙拮抗剂			
二氢吡啶类			水肿,头痛,潮红
氨氯地平	2.5～10	1	
非洛地平	2.5～20	1	
尼卡地平	60～90	2	
硝苯地平	10～30	2	
硝苯地平缓释片	10～20	2	
硝苯地平控释片	30～60	1	
尼群地平	20～60	2	
尼索地平	10～40	1	
拉西地平	4～6	1	
乐卡地平	10～20	1	

续表

口服降压药物	每日剂量 /mg	分服 次数	主要不良反应
非二氢吡啶类			房室传导阻滞,心 功能抑制
维拉帕米	90~180	3	
地尔硫䓬	90~360	3	
α受体阻滞剂			体位性低血压
多沙唑嗪	1~16	1	
哌唑嗪	2~20	2~3	
特拉唑嗪	1~20	1~2	
中枢作用药物			
利血平	0.05~0.25	1	鼻充血,抑郁,心 动过缓,消化溃疡病
可乐定	0.1~0.8	2~3	低血压
可乐定贴片	0.25	1/周	皮肤过敏
甲基多巴	250~1000	2~3	肝功能损害,免疫 失调
莫索尼定	0.2~0.4	1	镇静
利美尼定	1	1	心悸,乏力
直接血管扩张药			
米诺地尔	5~100	1	多毛症
肼屈嗪	25~100	2	狼疮综合征

注：以上药物剂量及次数仅供参考，实际使用时详见有关药品说明书。

五、高血压急症静脉注射用降压药

高血压急症静脉注射用降压药见表 6-6。

表 6-6　高血压急症静脉注射用降压药

降压药	剂量	起效时间	持续时间	不良反应
硝普钠	$0.25\sim10\mu g/(kg\cdot min)$	立即	$1\sim2min$	恶心、呕吐、肌颤、出汗
硝酸甘油	$5\sim100\mu g/min$	$2\sim5min$	$5\sim10min$	头痛、呕吐
酚妥拉明	$5\sim15mg$	$1\sim2min$	$10\sim30min$	心动过速、头痛、潮红
尼卡地平	$5\sim15mg/h$	$5\sim10min$	$1\sim4h$	心动过速、头痛、潮红
艾司洛尔	$250\sim500\mu g/(kg\cdot min)$，此后 $50\sim100\mu g/(kg\cdot min)$	$1\sim2min$	$10\sim20min$	低血压，恶心
乌拉地尔	$10\sim50mg$	$15min$	$2\sim8h$	头晕、恶心、疲倦
地尔硫䓬	$10mg$，或 $5\sim15\mu g/(kg\cdot min)$			低血压，心动过缓
二氮嗪	$0.2\sim0.4g/$次	$1min$	$1\sim2h$	血糖过高，水钠潴留

（赵延超　王　东）

第七章　血脂异常

第一节　血脂异常的诊断

一、血脂水平的分类

血脂水平的分类见表 7-1。

表 7-1　血脂水平的分类

分类	血脂项目/(mmol/L)			
	TC	LDL-C	HDL-C	TG
合适范围	<5.2	<3.4	—	<1.7
边缘升高	≥5.2 且<6.2	≥3.4 且<4.1	—	≥1.7 且<2.3
升高	≥6.2	≥4.1		≥2.3
减低	—	—	<1.0	—

二、血脂危险的分层

血脂危险的分层见表 7-2。

表 7-2　血脂危险的分层

危险因素 */个	血清胆固醇水平危险分层/(mmol/L)		
	3.1≤TC<4.1（或）1.8≤LDL-C<2.6	4.1≤TC<5.2（或）2.6≤LDL-C<3.4	5.2≤TC<7.2（或）3.4≤LDL-C<4.9
无高血压 0~1	低危(<5%)	低危(<5%)	低危(<5%)
2	低危(<5%)	低危(<5%)	中危(5%~9%)
3	低危(<5%)	中危(5%~9%)	中危(5%~9%)
有高血压 0	低危(<5%)	低危(<5%)	低危(<5%)
1	低危(<5%)	中危(5%~9%)	中危(5%~9%)
2	中危(5%~9%)	高危(≥10%)	高危(≥10%)
3	高危(≥10%)	高危(≥10%)	高危(≥10%)

* 危险因素包括：年龄、吸烟、低 HDL-C、肥胖。

注：括号内百分数指 1 名 50 岁人今后 10 年发生缺血性心血管病的绝对危险。

三、血脂异常的分类诊断

首先区分原发性血脂异常和继发性血脂异常。

1. 原发性血脂异常　是由于单一基因或多个基因突变所致。多具有家族聚集性，有明显的遗传倾向，特别是单一基因突变者，故临床上通常称为家族性高脂血症。例如编码 LDL 受体基因的功能缺失型突变，或分解 LDL 受体的前蛋白转化酶枯草溶菌素 9（proprotein convertases subtilisin/kexin type9，PCSK9）基因的功能获得型突变可引起家族性高胆固醇血症（familial hypercholesterol-

emia，FH）。

2. 继发性血脂异常　是指由于其他疾病所引起的血脂异常，可引起血脂异常的疾病主要有糖尿病、甲状腺功能减退症、库欣综合征、肝肾疾病、系统性红斑狼疮、骨髓瘤等。噻嗪类利尿剂、β受体阻滞剂、糖皮质激素等药物也可引起血脂异常。

四、血脂异常的诊疗流程

见图 7-1。

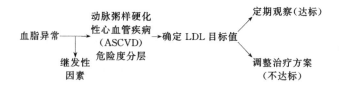

图 7-1　血脂异常的诊断流程

第二节　血脂异常的治疗

一、血脂异常的治疗原则

（1）继发性血脂异常应以治疗原发病为主，原发性与继发性血脂异常同时存在时，应给予相应的调脂治疗。

（2）治疗措施应是综合性的，包括改变生活方式、药物治疗、血浆净化、外科治疗等。

（3）调脂治疗要达到目标水平，重在防治缺血性心血管疾病。

二、血脂异常治疗的目标值

血脂异常治疗的目标值见表 7-3。

表 7-3　血脂异常治疗的目标值（mmol/L）

危险分层	疾病或危险因素	LDL-C
低危	无高血压，0～1 项危险因素[b] 高血压，无危险因素[b]	<3.4mmol/L
中危	无高血压，2 项及以上危险因素[b] 高血压＋1 项危险因素[b]	<3.4mmol/L
高危	LDL-C≥4.9mmol/L 或 TC≥7.2mmol/L 糖尿病患者 1.8mmol/L≤LDL-C<4.9mmol/L 或 3.1mmol/L≤TC<7.2mmol/L 且年龄≥40 岁 高血压＋2 项及以上危险因素[b]	<2.6mmol/L
极高危	ASCVD 患者[a]	<1.8mmol/L

a. ASCVD 指动脉粥样硬化性心血管疾病，包括急性冠脉综合征（ACS）、稳定性冠心病、血运重建术后、缺血性心肌病、缺血性脑卒中、短暂性脑缺血发作、外周动脉粥样硬化病等。

b. 危险因素有吸烟、年龄（男性>45 岁、女性>55 岁）、HDL-C<1.0mmol/L（40mg/dL）。

三、治疗性生活方式改变

（1）食物多样，谷类为主　食物多样、谷类为主是平衡膳食模式的重要特征。要求每日膳食应包括谷薯类、蔬菜水果类、畜、禽、鱼、蛋、奶类、大豆、坚果类等食物。

（2）增加运动，运动要有规律，达到控制体重，保持合适的体质指数。

（3）其他：戒烟；限盐；限制饮酒，禁烈性酒。

四、调脂药物治疗

临床上供选用的调脂药物可分为 6 类：他汀类、贝特类、烟酸类、树脂类、胆固醇吸收抑制剂及其他类。

1. 他汀类（statins）

（1）药理作用：能够抑制胆固醇合成限速酶 HMG-CoA 还原酶，减少胆固醇合成，继而上调细胞表面 LDL 受体，加速血清 LDL 分解代谢。此外，还可抑制 VLDL 合成。因此他汀能显著降低血清 TC、LDL-C 和 Apo B 水平，也能降低血清 TG 水平和轻度升高 HDL-C 水平。

（2）调脂外作用：改善内皮细胞的合成与分泌功能。使斑块回缩及预防再狭窄。抑制多种炎症细胞的生长、聚集与活化等发挥抗动脉粥样硬化（AS）作用，使斑块稳定。其抗血小板作用，改善血流流变学，防止血栓形成。

（3）临床应用：原发性高胆固醇血症、家族性高胆固醇血症、糖尿病性和肾性高脂血症。

（4）不良反应：肝功能异常，主要表现为转氨酶升高，发生率为 0.5%～3.0%，呈剂量依赖性。其他副作用包括头痛、失眠、抑郁以及消化不良、腹泻、腹痛、恶心等消化道症状。他汀类可引起肌病，包括肌痛、肌炎和横纹肌溶解。

（5）禁忌证：胆汁郁积和活动性肝病被列为使用他汀类药物的禁忌证。

（6）用法：洛伐他汀，40mg，每晚1次或每日分2次口服；辛伐他汀，20～40mg，每晚1次口服；普伐他汀，40mg，每晚1次口服；氟伐他汀，80mg，每晚1次口服；阿托伐他汀，10～20mg，每日1次口服（高强度：40～80mg）；瑞舒伐他汀，5～10mg，每日1次口服（高强度20mg）。

2. 贝特类

（1）药理作用：贝特类通过激活过氧化物酶体增殖物激活受体 α（peroxisome proliferator activated receptor-α，PPAR-α）和激活脂蛋白脂酶（lipoprotein lipase，LPL）而降低血清 TG 水平和升高 HDL-C 水平。

（2）临床应用：以降 TG、VLDL 及 LDL-C 为主。

（3）不良反应：胃肠道副作用最为常见。肝毒性较为少见。常见非特异性肌痛或关节痛。肌肉症状明显时检测肌酸激酶（CK）。出现肌炎和横纹肌溶解较少（1/100000）。CK 五倍以上不选用此类药物。出现以下情况停用：CK 进行性增加，CK 五倍以上；肌痛持久；ALT和 AST 三倍以上。

（4）常用药物：非诺贝特，100mg/次，3 次/d 或微粒型 200mg/次，1 次/d；苯扎贝特，200mg/次，3 次/d 或缓释型 400mg/次，1 次/d；吉非贝齐，600mg/次，2 次/d。

3. 树脂类（胆酸螯合剂）

（1）药理作用：胆酸螯合剂为碱性阴离子交换树脂，可阻断肠道内胆汁酸的重吸收。

（2）不良反应：恶心、腹胀、便秘。

（3）用法：考来烯胺 5g，加水 200mL，于进食前 0.5～1h 服用，3 次/d，总剂量不超过 24g/d；考来维仑每次 1.875g，2 次/d。与他汀类联用，可明显提高调脂疗效。

4. 烟酸

（1）药理作用：烟酸也称作维生素 B_3，属人体必需维生素。大剂量时具有降低 TC、LDL-C 和 TG 以及升高 HDL-C 的作用。调脂作用与抑制脂肪组织中激素敏感性脂肪酶活性、减少游离脂肪酸进入肝脏和降低 VLDL 分泌有关。

（2）用法：烟酸有普通和缓释 2 种剂型，以缓释剂型更为常用。缓释片常用量为每次 1～2g，1 次/d。建议从小剂量（0.375～0.5g/d）开始，睡前服用；4 周后逐渐加量至最大常用剂量。

5. 胆固醇吸收抑制剂　依折麦布能有效抑制肠道内胆固醇的吸收。研究表明 ACS 患者在辛伐他汀基础上加用依折麦布能够进一步降低心血管事件的发生。依折麦布推荐剂量为 10mg/d。依折麦布的安全性和耐受性良好，其不良反应轻微且多为一过性，主要表现为头疼和消化道症状，但与他汀类联用也可发生转氨酶增高和肌痛等副作用，禁用于妊娠期和哺乳期。

6. 其他药物 普罗布考通过掺入 LDL 颗粒核心中，影响脂蛋白代谢，使 LDL 易通过非受体途径被清除。普罗布考常用剂量为每次 0.5g，2 次/d。主要适用于高胆固醇血症，尤其是纯合子家族性高胆固醇血症（HoFH）及黄色瘤患者，有减轻皮肤黄色瘤的作用。常见不良反应为胃肠道反应；也可引起头晕、头痛、失眠、皮疹等；极为少见的严重不良反应为 Q-T 间期延长。室性心律失常、Q-T 间期延长、血钾过低者禁用。

五、其他治疗

（1）血浆净化治疗 通过滤过、吸附和沉淀等方法选择性去除血清 LDL。

（2）手术治疗 包括部分回肠末端切除术、门腔静脉分流术和肝脏移植术。

（3）基因治疗 可能成为未来根治基因缺陷所致血脂异常的方法。

六、特殊人群的血脂异常治疗

1. 糖尿病 要达到防治缺血性心脑血管疾病的目的，

首先要考虑降低 LDL-C。LDL-C 目标水平依心血管疾病
危险程度而定。

（1）2 型糖尿病患者每年应至少检查一次血脂（包括
总胆固醇、甘油三酯、LDL-C、HDL-C），并应积极改善
生活方式。

（2）2 型糖尿病患者甘油三酯增高或 HDL-C 降低应
首选生活方式干预。甘油三酯≥5.7mmol/L 时首选贝特
类药物治疗以减少胰腺炎发生的风险。

（3）推荐降低 LDL-C 作为血脂管理首要目标，临床
首选他汀类调脂药物。

（4）年龄 40～75 岁的 2 型糖尿病患者，伴有 ASCVD
发生的危险因素（包括早发性心血管疾病家族史、吸烟、
高血压、LDL-C≥2.6mmol/L 或肥胖），在生活方式干
预基础上常规应用中等强度他汀治疗，LDL-C 目标值
＜1.8mmol/L。

（5）年龄 40～75 岁的 2 型糖尿病患者，不伴有 AS-
CVD 发生的危险因素，在生活方式干预基础上建议应用
中等强度他汀治疗。LDL-C 目标值＜2.6mmol/L。

（6）上述人群即使 LDL-C 已达标，也应使用中等强
度他汀治疗。

2. 急性冠脉综合征　因急性冠脉综合征或行冠脉介
入手术收住院治疗的患者，应在住院后立即或 24h 内进行
血脂测定，并以此作为治疗的参考值。急性冠脉综合征属

于极高危，无论患者的基线 TC 和 LDL-C 值是多少，都应尽早给予他汀类治疗。原已服用降脂药物者，发生急性冠脉综合征时不必中止降脂治疗，除非出现禁忌证。急性冠脉综合征时，他汀类药物的强度可以较大，如无安全性方面的不利因素，可使 LDL-C 降至 $< 2.07\text{mmol/L}$（80mg/dL），或在原基线上降低 40% 以上。

（王　东　黄大奇）

第八章 感染性心内膜炎

第一节 感染性心内膜炎的临床表现

一、心脏受累的表现

最具特征表现是新出现的病理性杂音或原有杂音的明显改变，如变得粗糙、响亮或呈音乐样。

二、血管损害的表现

（1）脾栓塞可有左上腹疼痛、左肩疼痛和左侧胸腔少量积液。

（2）肾栓塞出现两肋和腹部疼痛，伴肉眼或镜下血尿，少数可无症状。

（3）肢体栓塞有相应部位明显缺血和疼痛。

（4）肠系膜动脉栓塞常伴腹痛、肠绞痛和大便隐血阳性。

（5）血管损害亦可表现为皮肤和黏膜上出现淤点和瘀斑。瘀斑最常见，可出现于球结膜、口腔颊和颚部的黏膜及肢端。

（6）Janeway 损害是一种呈无痛性小结节状或斑点状出血病变，位于手掌和足底，由化脓性栓塞所致。

三、免疫反应的表现

（1）Osler 结节是小而柔软的皮下结节，出现于指（趾）的肉质部位，偶见于指的较近端，持续数小时至数天。

（2）Roth 斑指视网膜卵圆形出血斑，中央为白色。

（3）肾小球肾炎多以少尿、水肿（面部及下肢为重）及高血压为起始症状，肾功能呈持续性加重，肾小球滤过率明显降低和肾小管功能障碍同时存在。

四、辅助检查特征

1. 血液常规和生化检查　随病程延长而加重的继发性贫血是本病的特点，几乎所有患者血沉加快。

2. 血培养　血培养是诊断感染性心内膜炎（IE）最重要的实验室方法。可疑患者于第 1 日至少每隔 1h 采静脉血 3 次做培养，如在第 2～3d 均为阴性而临床仍疑为 IE，应再取 2 次以上静脉血和 1 次动脉血做培养，而后应用抗生素。如已用过抗生素，应在停药后一周之内取 3 次以上静脉血做培养。

3. 尿液分析　约半数患者有蛋白尿和镜下血尿。

4. 心电图及超声心动图　心电图无特异性，可有各种心律失常，如窦性心动过速、房室传导阻滞及 T 波改变等。超声心动图有经胸超声心动图（TTE）和经食管超声心动图（TEE）两种，可显示赘生物及其大小和位置、脓肿、动脉瘤、窦道、腱索断裂、人工瓣分离及瓣叶关闭不全，对于感染性心内膜炎（IE）的诊断、处理和随访均有重大价值。一旦怀疑 IE，首选 TTE；TTE 正常而临床仍高度怀疑，推荐 TEE；二者均阴性但临床仍高度怀疑，建议 7～10d 后再行 TTE/TEE 检查；IE 治疗中一旦怀疑出现新并发症，应立即重复 TTE/TEE 检查；抗生素治疗结束时，推荐 TTE 检查以评价心脏及瓣膜的形态及功能。

第二节　感染性心内膜炎的 Duke 诊断

一、主要诊断标准

1. 血培养阳性

（1）2 次血培养均为一致的典型感染性心内膜炎（IE）致病微生物：甲型溶血性链球菌，牛链球菌，HACEK 型，金黄色葡萄球菌；无原发灶的获得性肠球菌。

（2）血培养持续阳性，均为同一致病微生物：至少两次血培养阳性，且间隔 12h 以上；所有 3 次血培养均为阳性；4 次或 4 次以上的大多数血培养阳性（第一次与最后一次血培养至少间隔 1h）。

（3）贝纳特立克次体 1 次血培养阳性或第一相免疫球蛋白 G（IgG）抗体滴度＞1∶800。

2. 影像学阳性证据（符合以下至少一项标准）

（1）超声心动图表现阳性（人工瓣膜，临床标准定级为"可疑 IE"或"复杂 IE"患者推荐 TEE；其他患者首先检查 TTE），表现如下：

① 摆动的心内赘生物，位于反流血流喷射路径上的瓣膜或支撑结构上或位于心内植入物上且没有其他解剖结构可以解释。

② 脓肿、假性动脉瘤、心脏内瘘；瓣膜穿孔或动脉瘤。

③ 人工瓣膜新发生的部分裂开。

（2）通过 ^{18}F-FDG PET/CT（仅在假体植入＞3 个月时）或放射性标记的白细胞 SPECT/CT 检测出人工瓣膜植入部位周围组织异常活性。

（3）由心脏 CT 确定的瓣周病灶。

二、次要诊断标准

（1）易患体质，心脏本身存在易患因素，或注射吸毒者。

（2）发热，体温≥38℃。

（3）血管现象　主要动脉栓塞，感染性肺梗死，细菌性动脉瘤，颅内出血，结膜出血以及 Janeway 损害。

（4）自身免疫现象　肾小球肾炎，Osler 结节，Roth 斑以及类风湿因子阳性。

（5）致病微生物证据　不符合主要标准的血培养阳性，或与 IE 一致的活动性致病微生物感染的血清学证据。

三、诊断依据

（1）确诊　满足 2 项主要标准，或 1 项主要标准＋3 项次要标准，或 5 项次要标准。

（2）疑诊　满足 1 项主要标准＋1 项次要标准，或 3 项次要标准。

（3）在血培养阴性，感染累及人工瓣膜或起搏器导线及右侧 IE（RSIE）时，此标准敏感性下降，主要依靠临床判断。

本病的临床表现涉及全身多脏器，既多样化又缺乏特异性，需与之鉴别的疾病较多。亚急性者应与急性风湿热、系统性红斑狼疮、左心房黏液瘤、淋巴瘤腹腔内感染、结核病等鉴别。急性者应与金黄色葡萄球菌、淋球菌、肺炎链球菌和革兰阴性杆菌败血症鉴别。

第三节　感染性心内膜炎的治疗

一、药物治疗

（1）治疗原则　用药要早、剂量要足、疗程要长（一般为 4～6 周，人工瓣膜心内膜炎需 6～8 周或更长）、静脉用药、选用杀菌剂、监测血清杀菌滴度调整药物剂量、联合用药。静脉用药为主，据血培养及药敏试验选用敏感抗生素。

(2) 链球菌 敏感株所致者首选青霉素，1200 万～1600 万 U/d，持续静脉滴注，或分 6 次静脉注射，疗程 4 周。相对菌株所致者需增加青霉素 G 钠盐 2400 万 U/d 持续静脉滴注，或分 6 次 q4h 静脉注射，疗程 4 周，或头孢曲松联合庆大霉素。耐用菌株所致者按肠球菌内膜炎方案治疗，给予万古霉素或替考拉宁联合庆大霉素。对 β 内酰胺类过敏患者亦可用万古霉素。

(3) 肠球菌 青霉素 G 联合阿莫西林或氨苄西林，青霉素钠盐 1800 万～3000 万 U/d 持续静脉滴注，或分 6 次静脉注射，或加用庆大霉素，病程少于 3 个月者，疗程为 4 周；病程超过 3 个月者，疗程 6 周。氨苄西林 12g/d 持续静脉滴注，或分 6 次静脉注射，合用庆大霉素，疗程 4 周，病程超过 3 个月者，疗程延至 6 周。万古霉素加用庆大霉素，疗程 4～6 周，适用于对 β 内酰氨类过敏者，以及对青霉素过敏不宜用头孢菌素者。

(4) 葡萄球菌 苯唑西林 2g 静注，q4h，疗程 4～6 周。头孢唑啉 2g 静注，q8h，疗程 4～8 周。万古霉素，剂量同前，疗程 4～6 周。葡萄球菌性人工瓣膜心内膜炎 (PVE) 应采用联合治疗，苯唑西林＋利福平 (300mg 口服，q8h)＋庆大霉素，疗程至少 6 周 (庆大霉素疗程 2 周)。

(5) HACEK 组微生物，选用头孢唑啉或第三代头孢菌素。

（6）真菌　念珠菌所致 IE 可选用咪康唑 0.6～1.8/d，分 3 次静脉滴注，或氟康唑第 1 天 400mg，以后根据病情 200～400mg/d，静脉滴注。曲霉菌属感染者选用两性霉素 B，起始剂量 0.1～0.2mg/(kg•d)，以后可逐渐增加剂量，直至 1mg/(kg•d)，或 5-氟胞嘧啶 10～200mg/(kg•d)，分 2 次静脉注射。

二、外科治疗指征

IE 根据部位和是否有心脏内植入物，分为左心自体 IE（LSIE）、左心人工瓣膜 IE（PVE，早期，＜术后 1 年；晚期，＞术后 1 年）、右心 IE（RSIE）和器械相关性 IE（DRIE，发生在起搏器或除颤器导线上的 IE，可伴或不伴有瓣膜受累），手术适应证因此有所不同。

1. LSIE 主要手术适应证

（1）经抗生素治疗仍发生心瓣膜功能不全导致的中度以上心力衰竭。

（2）抗生素治疗后的持续败血症。

（3）再发栓塞。

2. PVE 的主要手术适应证

（1）由瓣膜功能衰竭引起的心力衰竭。

（2）真菌性心内膜炎。

（3）再发的脓毒性血栓。

（4）心内脓肿或窦道形成。

（5）持续败血症（应用 3 种抗生素）。

（6）抗生素治疗无效，瓣膜功能受累。

3. RSIE 的手术适应证

（1）接受正规抗菌治疗 7d 以上感染无法控制。

（2）三尖瓣赘生物>20mm，复发肺动脉栓塞。

（3）继发于三尖瓣重度关闭不全的右心衰竭，利尿药物疗效不佳。

4. DRIE 的手术适应证　仅适用于无法经皮介入方法移除植入起搏器、除颤器等设备且赘生物>25mm 的 IE。

三、治愈的标准

应用抗生素 4~6 周后体温和血沉恢复正常，自觉症状改善和消失，脾缩小，红细胞和血红蛋白上升，尿常规转阴，且停用抗生素后第 1 周、第 2 周和第 6 周做血培养均为阴性，可认定 IE 已治愈。

四、复发与再感染

1. 复发　首次发病后<6 个月由同一微生物（血培养证实）引起 IE 再次发作。

2. 再感染　不同微生物引起的感染或首次发病后>6 个月由同一微生物引起 IE 再次发作。

五、预防

最有效的措施是良好的口腔卫生习惯和定期的牙科检

查，在任何静脉导管插入或其他有创性操作过程中都必须严格无菌操作。预防性使用抗生素仅限于最高危患者，包括人工瓣膜及瓣膜修复采用人工材料的患者、既往有 IE 病史者及先天性心脏病患者，上述最高危患者仅在下列牙科操作情况时考虑抗生素预防：涉及牙龈或牙根炎周围组织的手术或需要口腔黏膜穿孔的手术。

（王　娟　李　磊）

第九章　心脏瓣膜病

第一节　风湿热

一、风湿热的临床特征

1. 发热　大部分患者有不规则的轻度或中度发热，但亦有呈弛张热或持续低热。脉率加快，大量出汗，往往与体温不成比例。

2. 风湿性心脏炎　与体温不相称的心动过速；心脏轻、中度扩大，心搏减弱；第一心音低钝，病理性心脏杂音。小儿风湿热的主要表现以心肌炎、心内膜炎最多见，急性瓣膜损害多为充血水肿，恢复期即消失，但多次复发可造成瓣膜永久性瘢痕形成，导致风湿性心脏病。

3. 关节炎　表现为非对称性、多发性和游走性，多侵犯四肢大关节（踝、腕、膝和肘），伴有红、肿、热、活动受限和触痛，不遗留关节畸形。

4. 舞蹈症　表现为随意肌无目的、不自主及不协调的运动等。

5. 皮肤表现

（1）荨麻疹、斑丘疹、多形红斑、结节性红斑：以环形红斑较多见，且有诊断意义。主要分布于躯干和近侧肢体，为淡红色环状红晕，初出现时较小，以后迅速向周围扩大，边缘轻度隆起，环内皮肤颜色正常。

（2）皮下结节：如豌豆大小，数目不等，较硬，触之不痛。常位于肘、膝、腕、踝、指（趾）关节伸侧。与皮肤无粘连，常数个以上聚集成群，对称性分布，通常2～4周自然消失，亦可持续数月或隐而复现。

二、血清抗乙型链球菌各种抗体的测定

（1）抗链球菌溶血素"O"滴度（ASO）＞500U。

（2）抗链球菌激酶（ASK）＞80U。

（3）抗透明质酸酶（AH）＞128U。

（4）抗链球菌脱氧核糖核酸酶β（ADNaseβ）儿童＞250U，成人＞160U。

（5）抗链球菌二磷酸吡啶核苷酸酶（ASDA）测定＞1：275U。

三、反应结缔组织胶原纤维破坏的试验

（1）血清黏蛋白＞40mg/L。

（2）血清二苯胺反应＞0.25光密度单位。

（3）血清糖蛋白增多，$\alpha1$＞20％，$\alpha2$＞38％。

四、Jones 诊断标准

1992 年美国心脏病学会修订，具体标准如下。

1. 主要表现

（1）心脏炎：杂音、心脏增大、心包炎、心力衰竭。

（2）多发性关节炎。

（3）Sydenham 舞蹈症。

（4）环形红斑。

（5）皮下结节。

2. 次要表现

（1）关节痛。

（2）发热。

（3）急性期反应物增加：血沉增快、白细胞增多、贫血、C-反应蛋白升高。

（4）P-R 间期延长。

3. 链球菌感染证据

（1）咽拭子培养或快速链球菌抗原试验阳性。

（2）链球菌抗体滴度升高。

（3）两项链球菌抗体（ADNaseβ 和 AH）阳性，感染可能性＞95％以上。

（4）近期患过猩红热。

4. 判定　如果其前有甲族乙型链球菌感染的依据而又有 2 项主要标准；或 1 项主要标准加 2 项次要标准，则诊断为急性风湿热。对有舞蹈症者、隐匿发病或缓慢发展的心脏炎及有风湿热病史或现患风湿性心脏病者，当再感染甲族乙型链球菌时有风湿热复发的高度危险者可不必严格执行该标准。

五、抗风湿治疗

1. 非甾体抗炎药物　主要用于单纯累及关节而无心脏炎者首选。阿司匹林，儿童 80～100mg/(kg·d)，成人 3～4g/d，分 3～4 次饭后口服，两周后减量，4～8 周为一疗程；

2. 糖皮质激素　心脏炎患者宜早期使用肾上腺皮质激素，泼尼松成人开始剂量 3～4mg/d，小儿 1.5～2mg/d，分 3～4 次服用，2～4 周后开始减量，8～12 周为一疗程。

停用激素之前 2 周开始加用阿司匹林，以防止激素停止后的反跳现象。有舞蹈症及心功能不全症状者可加用对症支持治疗。

六、抗生素治疗

风湿热一旦确诊，即应给予一个疗程的青霉素治疗，以清除溶血性链球菌，即使咽培养阴性。一般应用青霉素 40～60 万 U，2 次/d，或苄星青霉素 60 万 U（体重 27kg 以下者）或 120 万 U（体重 27kg 以上者），1 次/d，肌内注射，共2～3周。如果青霉素过敏，可使用红霉素、罗红霉素、林可霉素或喹诺酮类。

第二节　二尖瓣狭窄

一、病理生理

二尖瓣狭窄时，左室充盈受限，压差持续整个心室舒张期，左心房压持续升高，严重狭窄时可高达20～25mmHg，才能使血流通过狭窄的瓣口，使左心室充盈并维持正常的心排血量。左心房压升高可导致肺静脉压力升高，继而导致肺动脉血管扩张和淤血，产生肺间质水肿，继而导致肺动脉的压力被动升高，而长期的肺动脉高压引起肺小动脉痉挛，最终导致肺小动脉硬化，更加重肺动脉高压。

二、临床表现

1. 症状　一般二尖瓣中度狭窄以上开始有临床症状。

（1）呼吸困难：是最早期及最常见的症状，在运动、情绪激动、妊娠、感染或快速性心律失常时易诱发。更严重者可出现静息时呼吸困难，夜间阵发性呼吸困难，甚至端坐呼吸。

（2）咳嗽：较常见，多在夜间睡眠或劳动后出现，多为干咳或泡沫痰，并发支气管或肺部感染时可有黏液样或脓痰。

（3）咯血：大咯血是由于严重二尖瓣狭窄，左心房压力突然增高，肺静脉压力增高，支气管静脉破裂出血所致，可为首发症状，多见于早期。痰中带血、粉红色泡沫痰或血痰，多为肺毛细血管破裂导致。常伴有夜间阵发性呼吸困难。

（4）血栓栓塞：为二尖瓣狭窄的严重并发症，发生率约20％，发生栓塞者约80％有房颤，故合并房颤的患者需予以预防性抗凝治疗。

（5）其他症状：为心脏增大引起的压迫症状，如右心衰竭引起的食欲减退、腹胀、恶心等消化道淤血症状，部分患者有胸痛症状。

2. 体征

（1）"二尖瓣面容"中、重度者常有双颧呈紫红色，口唇轻度发绀。

（2）心尖搏动正常或不明显。心尖区 S_1 亢进，为隔膜型二尖瓣狭窄的特征，瓣膜增厚粘连严重、发生纤维化和钙盐沉积时，则瓣膜僵硬，活动能力减弱，S_1 减弱或消失。二尖瓣开瓣音，于心尖区或胸骨左缘3、4肋间易听到，当瓣叶纤维化或钙质沉积，弹性减弱或消失时，开瓣音消失。

（3）心脏杂音：心尖区舒张中晚期低调、隆隆样、呈递减-递增型舒张期杂音，常伴有舒张期震颤，为二尖瓣狭窄典型体质。一般狭窄越重，杂音时限越长，但严重狭窄时听不到舒张杂音，称"哑性二尖瓣狭窄"。

（4）肺动脉高压及右心室扩大体征：胸骨左下缘可扪及右心室收缩期抬举样搏动，P_2亢进或分裂，于胸骨左上缘闻及短促的收缩期喷射性杂音和递减型高调哈气样舒张早期杂音（Graham-Steell 杂音）。

三、辅助检查

1. **心电图** 可有二尖瓣型 P 波和右心室肥厚，房早频发及多源房早往往是房颤的先兆。

2. **X 线检查** 中、重度者呈"梨形心"。

3. **超声心动图** 是确诊该病最敏感、最可靠的方法，M型超声典型表现是二尖瓣前叶活动曲线 EF 斜率降低，房颤心律时双峰消失呈单峰，前后叶同向运动，形成"城墙样"图形。二维超声可显示二尖瓣前叶圆拱状，交接粘连，后叶活动度减低，瓣口面积减小（表 9-1）。连续多普勒二尖瓣血流频谱沿其下降斜坡描绘。超声诊断仪可自动计算出压力降半时间（PHT）和 MVA。经食管超声采用高频探头，直接在左心房后方探查，在发现左心房血栓方面尤具优势。

表 9-1 二尖瓣狭窄程度判定

狭窄程度	瓣口面积/cm^2	平均压力阶差/mmHg	肺动脉压/mmHg
轻度	＞1.5	＜5	＜30
中度	1.0～1.5	5～10	30～50
重度	＜1.0	＞10	＞50

四、鉴别诊断

1. 相对性二尖瓣狭窄　重度贫血、扩张型心肌病、重症心肌炎、甲状腺功能亢进、左向右分流的先心病及严重二尖瓣反流。由于左心室扩大但二尖瓣环未能相应扩张及经二尖瓣口血流量增加而致相对性二尖瓣狭窄。

2. Austin-Flint 杂音　见于严重的主动脉瓣关闭不全所致的相对性二尖瓣狭窄。

3. 二尖瓣口阻塞　产生"隆隆"样舒张期杂音的左心房黏液瘤多因体位而变动。

五、内科治疗

（1）预防链球菌感染和风湿热复发。

（2）劳逸适度。

（3）房颤伴快速心室率可用洋地黄类药，控制心室率在 70～80 次/min，可加用小量 β 受体阻滞剂（如美托洛尔 25～50mg，阿替洛尔 12.5～25mg，均 2 次/d 口服）及钙离子拮抗剂，后两者可用于减慢心室率从而提高患者的耐受性。对轻度二尖瓣狭窄者如有适应证考虑药物或电复律治疗。

（4）降低肺静脉压（如镇静剂，取坐位，积极利尿剂治疗等）治疗大咯血。

（5）急性肺水肿：见急性左心衰竭的治疗。

（6）有心房颤动者应给予华法林抗凝治疗，窦性心律但有左心房血栓史或目前有左心房血栓者应行抗凝治疗。食管超声心动图显示左心房血流淤滞或 M 型超声心动图示左心房扩大（前后径>50mm）者应给予抗凝治疗。

六、经皮球囊二尖瓣成形术

1. 适应证　有症状或有肺动脉高压（静息时>50mmHg，运动时>60mmHg）的中、重度二尖瓣狭窄，特别是前瓣瓣叶活动度好，无明显钙化和瓣下腱索的明显增粗，无左心房内血栓形成且心功能达到Ⅱ、Ⅲ级的患者，如伴有二尖瓣关闭不全仅限于轻度且无左心室增大者。

2. 禁忌证

（1）二尖瓣面积>1.5cm^2；

（2）左心房血栓；

（3）超过中度的二尖瓣反流；

（4）严重或前后连合的钙化；

（5）无交界处融合；

（6）伴发重度主动脉瓣疾病或重度三尖瓣狭窄和反流；

（7）伴发冠状动脉疾病，需行旁路移植术。

七、外科手术治疗适应证

有中、重度二尖瓣狭窄的症状，心功能Ⅱ级或Ⅱ级以上，二尖瓣有严重的瓣叶和瓣下结构钙化、畸形不宜做经皮球囊成形术或分离术，合并明显二尖瓣关闭不全，或有体循环栓塞史者，即使无其他症状，均应考虑外科手术治疗。

第三节 二尖瓣关闭不全

目前认为风湿性单纯性二尖瓣关闭不全占全部二尖瓣关闭不全的百分比逐渐减少，非风湿性单纯性二尖瓣关闭不全的病因，以腱索断裂最常见，其次是感染性心内膜炎、二尖瓣黏液性变形、缺血性心脏病等。

一、病理生理改变

左心室每搏喷出的血流一部分反流入左心房，使前向血流减少，同时使左心房负荷和左心室舒张期负荷加重，从而引起一系列的血流动力学改变。其中急性二尖瓣关闭不全，左心房容量负荷骤增，致左心房和肺毛细血管契压急剧升高，导致肺淤血及急性肺水肿的发生，且左心室总的心搏量来不及代偿，前向心搏量及心排血量明显减少。慢性二尖瓣关闭不全时左心室舒张期容量负荷增加，但通过 Frank-Starling 机制可使左心室每搏量增加，心搏量明显增加，射血分数维持在正常范围，因此代偿早期可无临床症状，当失代偿时，每搏量和射血分数下降，肺静脉和肺毛细血管契压增高，继而发生肺淤血、左心衰竭，晚期出现肺动脉高压，导致右心衰竭至全心衰竭等。

二、临床表现

1. 急性 　轻者可仅有轻微劳力性呼吸苦难，重者可很快发生急性左心衰竭，甚至急性水肿，心源性休克。

2. 慢性 　主要取决于二尖瓣反流的严重程度及关闭不全的进展速度、左心室和肺静脉压的高低、肺动脉压力水平及是否合并有其他瓣膜损害和冠状动脉疾病，轻度者可终身没有症状；对于较重的二尖瓣关闭不全，从罹患风湿热至出现二尖瓣关闭不全的症状一般超过 20 年，但一旦发生心力衰竭，则进展常较迅速。

三、体征特点

1. 慢性二尖瓣关闭不全

（1）心尖搏动明显，向左下移位，呈抬举样搏动。

（2）重度者 S_1 减弱不能闻及，主动脉瓣 S_2 分裂，吸气时明显，S_4 为常见体征。

（3）心尖区收缩期杂音为最主要体征，常在Ⅲ级或Ⅲ级以上，杂音可向左腋下和左肩胛下区传导。

2. 急性二尖瓣关闭不全 　心尖搏动为高动力性，为抬举性搏动。二尖瓣收缩期杂音，可在心尖区闻及＞3/6级的收缩期粗糙的吹风样杂音，累及腱索、乳头肌时可出现乐音性杂音。心尖区反流性杂音于 S_2 前终止，呈递减型，低调，不如慢性者响。急性肺水肿时双肺可闻及干湿性啰音。

四、实验室及辅助检查

超声多普勒是诊断二尖瓣关闭不全最敏感、最可靠的检查方法。M 型及二维超声心动图不能确定二尖瓣关闭不全，二维超声心动图可显示二尖瓣装置的形态特征，如瓣叶或瓣下结构的病变，有助于明确病因，脉冲多普勒超声可于收缩期在左心房内探及高速射流，通过计算反流量和反流分数估测反流程度。彩色多普勒血流显像诊断二尖瓣关闭不全的敏感性为 100%，并可对二尖瓣关闭不全进行半定量诊断及定量诊断。半定量标准，若反流局限于二尖瓣环附近为轻度，达到左心房中部为中度，直达心房顶则为重度。定量诊断：反流束面积分别为 $<4cm^2$、$4\sim8cm^2$、$>8cm^2$，粗略地判定为轻度、中度、重度反流；或者反流束面积与左房面积比值分别为 $<20\%$、$20\%\sim40\%$、$>40\%$，判定为轻度、中度、重度。

五、内科治疗

1. 急性二尖瓣关闭不全　药物治疗，可给予硝酸酯类药物、硝普钠、利尿剂等，以降低心脏充盈压力，减少二尖瓣反流。

2. 慢性二尖瓣关闭不全　　可细分为慢性原发性二尖瓣关闭不全和慢性继发性二尖瓣关闭不全，两者的药物治疗分述如下。

(1) 原发性二尖瓣关闭不全的药物治疗

① 对合并低血压者可给予主动脉内球囊反搏（IABP）及正性肌力药物治疗。

② 慢性心力衰竭者还应给予 ACEI、β 受体阻滞剂、螺内酯类药物。

(2) 继发性二尖瓣关闭不全的药物治疗

① 所有的患者，无论有无手术指征均应予以抗心力衰竭药物治疗，包括 ACEI、β 受体阻滞剂、螺内酯类药物、利尿剂等。

② 肺水肿患者可给予硝酸酯类药物。

③ 有心脏再同步化治疗（CRT）指征者应给予 CRT，以逆转心肌重构，减少二尖瓣反流。

六、外科手术治疗

1. 手术适应证

(1) 重度二尖瓣关闭不全伴 NYHA 心功能分级 Ⅲ～Ⅳ级。

(2) 心功能 Ⅱ 级，有心脏增大，左室收缩末期容积＞$30mL/m^2$ 者。

(3) 重度二尖瓣关闭不全，LVEF 减低，左心室收缩及舒张末期内径增大，LVESVI 高达 $60mL/m^2$，虽无症状也应考虑手术治疗。

2. **手术方法** 常用的有二尖瓣修补术和置换术。2014AHA/ACC 指南对二尖瓣修补术的推荐如下：当二尖瓣的病理改变局限于前叶时，推荐使用二尖瓣修补而不是二尖瓣置换（Ⅰ级）；在二尖瓣的病理改变发生于前叶或两叶，但二尖瓣可持久成功修复的情况下，推荐使用二尖瓣修补而不是二尖瓣置换（Ⅰ级）；当持久修复无残余二尖瓣反流及手术成功的可能性＞95％时，对于左心室功能保留的无症状患者，可在心脏中心行"预防性"二尖瓣修补（Ⅱa级）；对于无症状的重度非风湿性二尖瓣反流的患者（射血分数保留），在确认出现新发房颤或静息肺动脉收缩压＞50mmHg 时，可以考虑二尖瓣修补（Ⅱa级）。

七、经皮二尖瓣修复术（MitraClip）

理论上，大部分中重度的二尖瓣反流患者，无论功能性还是器质性，均可用此法行二尖瓣修复术。目前临床试验中的入选标准包括以下几点。

（1）中重度（Ⅲ～Ⅳ级）二尖瓣反流。

（2）存在与反流相关的临床症状，或有其引起的并发症，如心脏扩大、房颤或肺动脉高压。

（3）左室收缩末期径≤55mm，左室射血分数

>25％，可平卧耐受手术。

（4）二尖瓣口开放面积>4.0cm²。

（5）二尖瓣初级腱索无断裂。

（6）前后瓣叶无明显瓣中裂。

（7）若为功能性二尖瓣反流患者，二尖瓣关闭时，两瓣尖的对合长度应大于2mm，瓣尖接合处相对于瓣环深度<11mm；对于二尖瓣脱垂者，连枷间隙<10mm，连枷宽度<15mm。

但由于二尖瓣反流（MR）病因的多样性，解剖的复杂性和现有技术条件的限制，目前国内在导管治疗二尖瓣关闭不全方面的科研工作尚未全面启动，该技术的应用仍有待不断改进与完善，从而使更多的重度二尖瓣反流患者从上述技术中受益。

第四节　主动脉瓣狭窄

目前认为主动脉瓣狭窄的病因有三种：先天性、退行性和炎症性，以前两种最为多见，且男性多见。其中先天性包括单叶瓣、二叶瓣和三叶瓣畸形，退行性主要为老年性主动脉瓣钙化，风湿性心脏病单纯引起主动脉瓣狭窄者较为少见。

一、病理生理改变

当主动脉瓣瓣口面积减少至正常的1/3以下，即

$<1.0cm^2$，左心室和主动脉之间收缩期的压力阶差明显，致使左心室壁向心性肥厚，左心室游离壁和室间隔厚度增加，其顺应性降低，左心室壁松弛速度减慢，使左心室舒张末期压力进行性升高，从而导致左心房压、肺静脉压、肺动脉压等增加，出现左心衰竭的症状。

二、临床表现

瓣口面积$\leqslant 1.0cm^2$时才出现临床症状，呼吸困难、心绞痛和晕厥是典型的临床表现。

1. 呼吸困难　患者早期有疲乏、无力和头晕症状，劳力性呼吸困难为晚期肺淤血引起的首发症状，轻度左心衰竭可出现气短、呼吸困难，严重者可出现夜间阵发性呼吸困难和端坐呼吸，甚至急性肺水肿。

2. 晕厥　约 1/4 患者有晕厥症状，常发生于劳力后或身体向前弯曲时，少数在休息时发生。

3. 心绞痛　随年龄增长可有心绞痛，约有 39％的患者伴有冠心病。有 20％～25％的患者发生猝死。

三、体征

1. 心音　严重主动脉瓣狭窄时可出现 S_2 逆分裂；瓣膜钙化、增厚时 A_2 减弱甚至消失；S_3 出现预示左心功能不全，S_4 可见于中、重度狭窄；主动脉收缩期喷射音可见于先天性主动脉瓣狭窄或瓣叶活动度良好者，在胸骨左缘第 3 肋间易听到，可向心尖区传导，为短促响亮的单音。

2. 收缩期喷射性杂音　在 S_1 稍后或紧随喷射音开始，终止于 S_2 之前，杂音呈吹风样、粗糙、响亮，3～4级以上，多伴有震颤，呈递增-递减型。在胸骨右缘第 2 肋间和胸骨左缘第 3、4 肋间最响，向颈部传导，也可沿胸骨下及心尖区传导。

四、并发症

心律失常、心源性猝死、充血性心力衰竭、感染性心内膜炎、体循环栓塞、胃肠道出血。

五、狭窄程度

根据主动脉瓣口面积（AVA）分为：＞1.0cm² 为轻度狭窄，0.75～1.0cm² 为中度狭窄，＜0.75cm² 为重度狭窄；根据平均跨瓣压差分为：＜25mmHg 为轻度，25～50mmHg 为中度；＞50mmHg 为重度。有症状的重度主动脉瓣狭窄又细分为：高压差（Vmax≥4m/s 或平均压差≥40mmHg）；低流速低压差（LFLG）伴左室射血分数（LVEF）下降［瓣叶严重钙化且运动减弱、有效瓣口面积（EOA）≤1.0cm² 伴 Vmax＜4m/s 或平均压差＜40mmHg 伴 LVEF＜50%，或在多巴酚丁胺负荷下超声心电图测得 EOA≤1.0cm² 且任何流量下 Vmax≥4m/s］；

射血分数正常的 LGLF 或矛盾性 LGLF（瓣叶严重钙化且运动减弱、EOA≤1.0cm^2 和 Vmax＜4m/s，或压差＜40mmHg、LVEF≥50%）。

六、辅助检查

1. 心电图　左心室肥厚伴 ST-T 继发性改变，房室传导和室内传导阻滞均常见。

2. X 线检查　中、重度狭窄左心室可增大。

3. 超声心动图（UCG）　为确定主动脉瓣狭窄的重要方法。二维 UCG 可探测瓣膜钙化、瓣叶轮廓、大小、增厚、瓣环大小等。多普勒 UCG 可计算左心室-主动脉的压力阶差和瓣口面积，所得结果与心导管检查计算法有良好相关性。

4. 心导管术　本检查可确定主动脉瓣狭窄的严重程度，主动脉瓣跨瓣压差＞20mmHg，可诊断主动脉瓣狭窄。根据所得的压差可计算出瓣口面积。

七、内科治疗原则

（1）中、重度主动脉瓣狭窄患者避免剧烈体力活动，以防止晕厥、心绞痛和猝死发生。

（2）定期随访和检查，轻度狭窄者每 2 年复查一次，严重狭窄者 6～12 个月复查一次。

（3）预防感染性心内膜炎和风湿活动。

（4）心绞痛可给予硝酸酯类和钙拮抗剂治疗。

（5）左心衰竭按心力衰竭处理，但应避免强利尿剂及血管扩张剂，以免左心室舒张末压过度下降，导致心排血量降低引起直立性低血压。

八、手术适应证

（1）反复晕厥或心绞痛发作。

（2）有明显的左心衰竭病史。

（3）无症状的重度狭窄患者，如伴有进行性左心室肥厚和（或）进行性左心功能不全，跨瓣压力阶差≥50mmHg。

（4）主动脉瓣口面积＜0.8cm^2 或＜0.5cm^2/m^2 体表面积。对于瓣膜严重钙化或先天性二叶瓣患者需做瓣膜置换术。

九、经皮球囊主动脉瓣成形术

1. 明确适应证　典型主动脉瓣狭窄不伴主动脉严重钙化，心排血量正常时经导管检查跨主动脉瓣压差≥60mmHg，无或仅轻度主动脉瓣反流；对于青少年及成年人患者，若跨主动脉瓣压差≥50mmHg，同时合并劳力性呼吸困难、心绞痛、晕厥或先兆晕厥等症状，或者体表心电图（安静或运动状态下）左胸导联出现 T 波或 ST 段变化，也推荐球囊扩张术。

2. 禁忌证　主动脉瓣狭窄伴中度以上反流；发育不良型主动脉瓣狭窄；纤维肌性或管道样主动脉瓣下、瓣上狭窄。

十、经导管主动脉瓣植入术（TAVI）

1. 适应证　仅用于单纯钙化性主动脉瓣狭窄的患者，已植入人工主动脉生物瓣出现生物瓣退行性变的患者，可以考虑行 TAVI（瓣中瓣）治疗。

2. 禁忌证

（1）对于球囊扩张性瓣膜，主动脉瓣环<18mm 或者>25mm；自扩张瓣膜主动脉瓣环<20mm 或者>27mm。

（2）主动脉瓣 2 叶畸形。

（3）主动脉瓣叶不对称钙化。

（4）对于自扩张性瓣膜，主动脉根部窦管连接处内径>45mm。

（5）左心室心尖部血栓形成。

第五节　主动脉瓣关闭不全

一、临床表现

1. 病史、症状　患者可有风湿性心脏病、强直性脊柱炎、梅毒病史。对于慢性主动脉瓣关闭不全患者，轻度者可多年无症状，最早的主诉为心排血量增加和心脏收缩力增强而发生的心悸、心尖搏动强烈、左胸不适、颈部和头部动脉强烈搏动感等。约50%严重反流可发生心绞痛，约10%可发生猝死，晚期可出现左心衰竭表现。急性主动脉瓣关闭不全主要与反流严重程度有关，轻者可无症状，重者可有突发呼吸困难，不能平卧，全身大汗，频繁咳嗽，咳白色或粉红色泡沫痰，更重者可出现烦躁不安，神志模糊，甚至昏迷等。

2. 查体

(1) 周围血管征：包括点头征 (de Musset)，脉搏呈水冲脉或陷落脉、枪击声 (Traube 征)、扁桃体随心搏周期变红 (Müller 征)、杜氏双重杂音 (Duroziez 征)、毛细血管搏动 (Quincke 征) 等。收缩压增高，舒张压降低，脉压增宽。

(2) 心尖搏动：弥散且呈高动力，向左下移位。心界向左下扩大。

(3) 心音：S_1 减弱，S_2 主动脉瓣成分减弱或缺如，逆分裂。

(4) 心脏杂音：为与 S_2 同时开始的高调哈气性递减型全舒张期杂音，坐位前倾和深呼吸时易听到。由原发性瓣膜病变所致者，杂音最易在胸骨左缘第 3、4 肋间听到，若反流系升主动脉扩张所致者，杂音最易沿胸骨右缘闻及。在心底部常可闻及主动脉瓣收缩期喷射性杂音，粗糙，为 1/6～4/6 级，向颈部传导，常伴有震颤。严重主动脉瓣反流者，在心尖区可闻及舒张中期和（或）晚期隆隆样杂音（Austin-Flint 杂音）。

二、辅助检查

1. 超声心动图　M 型超声显示舒张期二尖瓣前叶快速高频的震颤，二维 UCG 可全面观察主动脉瓣及其周围结构，有助于主动脉瓣反流不同病因的鉴别。多普勒超声显示主动脉瓣下方（左心室流出道）探及全舒张期反流，为诊断主动脉瓣反流高度敏感及准确的方法，可定量判定严重程度。胸骨左缘左心室长轴切面彩色多普勒观测主动脉瓣反流束位于主动脉瓣起源处的高度（JH）与左心室流出道的宽度（LVOT 直径）之比，称为反流分数。该比值与导管估测的主动脉瓣反流严重程度相关较好：<30% 为轻度，30%～49% 为中度，>50% 为重度；据射流宽度分度：<左心室流出道的 25% 为轻度，25%～65% 为中度，>65% 为重度；每搏反流量<30mL 为轻度，30～59mL 为中度，>60mL 为重度。

2. X 线检查　慢性者可呈"主动脉型"心脏，即靴形心。急性者心脏大多正常，或左心房稍增大，常有肺淤血和肺水肿表现。

3. 心电图　慢性者常见左心室肥厚劳损伴电轴左偏。急性者常见窦性心动过速和非特异性 ST-T 改变。

三、诊断与鉴别诊断

据典型主动脉瓣的舒张期杂音伴周围血管征,可诊断为主动脉瓣关闭不全。UCG 和心导管检查能对主动脉瓣关闭不全的病因和反流程度作出定量诊断。合并二尖瓣病变时,支持风湿性心脏病诊断。单纯主动脉瓣关闭不全者应考虑马方(Marfan)综合征(心脏型)。急性重度反流早期出现左心衰竭。主动脉瓣舒张早期杂音于胸骨左缘明显时,应与 Graham-Steell 杂音相鉴别。Austin-Flint 杂音应与二尖瓣狭窄的心尖区舒张中晚期隆隆样杂音相鉴别。

四、治疗

1. 内科治疗

① 预防感染性心内膜炎。

② 梅毒性主动脉炎应给予青霉素治疗。

③ 无症状轻或中度反流应限制体力活动并定期随访。

④ 心力衰竭时予以 ACEI 及利尿剂治疗。

⑤ 积极控制感染及房颤等各种心律失常。

⑥ 对于马方综合征患者,β受体阻滞剂可减慢主动脉的扩张。ARB 通过保护弹性纤维对马方综合征患者可能有益。

2. 外科治疗

(1) 慢性主动脉瓣关闭不全手术适应证

① 有症状和左心功能不全者;

② 无症状伴左心功能不全者，经检查显示持续或进行性左心室收缩末容量增加或静息射血分数降低者；

③ 若症状明显，即使左心室功能正常者。

（2）急性主动脉瓣关闭不全：外科治疗为根本措施，内科治疗作为术前过渡措施。

（3）行冠脉搭桥、升主动脉手术、其他瓣膜手术同期行主动脉瓣置换术。对于马方综合征患者，最大升主动脉直径≥50mm，应给予手术治疗。

第六节　其他心脏瓣膜疾病

一、三尖瓣狭窄

最常见病因为风湿性心脏病，少见于先天性三尖瓣闭锁、右心房肿瘤及心内膜炎纤维化等。早期出现头晕、乏力及颈部搏动等症状，晚期出现右心衰竭表现。

三尖瓣区舒张期隆隆样杂音是重要体征，S_2 后可产生三尖瓣开瓣音。颈静脉搏动，可见摇头动作。肝大伴收缩前搏动，常伴腹水和全身水肿。

X 线检查示心影明显增大，右心房增大，右心室不大，肺淤血减少，肺动脉段正常。心电图提示右心房增大。二维 UCG 特征性显示为瓣叶尖舒张期圆顶形，瓣叶增厚和活动受限。

外科治疗为最根本的治疗方法。

二、三尖瓣关闭不全

三尖瓣关闭不全较狭窄多见。功能性三尖瓣关闭不全最常见，系继发于右心室及三尖瓣环的扩大，右心衰竭致功能性关闭不全，多见于右心室收缩压增高或肺动脉高压的心脏病。

严重三尖瓣关闭不全导致右心室舒张期容量负荷过重而扩大，最终导致右心衰竭和体循环淤血的征象。重者有呼吸困难及头、颈静脉搏动感，后期为右心衰竭症状。右心室搏动呈冲击性。伴肺动脉高压时，于胸骨左缘第4肋间可闻及高调吹风性全收缩期杂音。肝有收缩期搏动。

心电图提示右心房、右心室增大，右束支传导阻滞和房颤常见。二维 UCG 有助于三尖瓣关闭不全的病因诊断。

治疗应对症处理右心衰竭。继发于肺高压的三尖瓣关闭不全病人做二尖瓣置换术，三尖瓣中度反流者可做瓣环成形术，重度返流者做瓣环成形术或瓣膜置换术，Ebstein 畸形应做人工瓣膜置换术。

三、肺动脉瓣狭窄

肺动脉瓣狭窄最常见病因为先天性心脏病。风湿性者极为少见，且很少引起严重畸形。

（王 东 王 娟）

第十章　心肌疾病

第一节　扩张型心肌病

扩张型心肌病（dilated cardiomyopathy，DCM）是一种异质性心肌病，以心室扩大和心肌收缩功能降低为特征，发病时除外高血压、心脏瓣膜病、先天性心脏病或缺血性心脏病等。该病较为常见，我国发病率为 $13\sim84/10$ 万。病因多样，约半数病因不详。本病预后差，确诊后 5 年生存率约 50%，10 年生存率约 25%。

一、临床表现

起病缓慢，多有临床症状明显时方就诊，如有气促、疲乏、心悸，甚至端坐呼吸、水肿和肝大等心力衰竭症状和体征时，始被诊断。部分患者可发生肺栓塞或猝死。主要体征为心脏扩大、奔马律、体循环和肺循环淤血征。

二、辅助检查

1. 心电图　可见各类期前收缩、房颤和传导阻滞等多种心律失常，此外还有 ST 段改变和低电压、R 递增不良，少数可见病理性 Q 波，多系心肌广泛纤维化所致，但需与心肌梗死相鉴别。

2. 胸部 X 线检查 心影向左侧或双侧增大，心胸比＞50％，常伴肺淤血、肺水肿、肺动脉高压等表现。

3. 超声心动图 超声心动图检查是诊断和评估常用且重要的检查方法，表现为心腔扩大，以左心房室扩大而显著；室壁运动普遍减低；二、三尖瓣环扩大而致彩色血流多普勒显示二、三尖瓣反流；左室射血分数（LVEF）＜45％，左室短轴缩短率（LVFS）＜25％；其他附壁血栓多发生在左心室心尖部。

4. 心内膜心肌活检 可见心肌细胞肥大、变性、间质纤维化等。

三、诊断

根据 1995 年 WHO/ISFC 关于心肌病的定义，对于心脏扩大、左心室或双心室收缩功能受损为特征的患者，发病时除外高血压、心脏瓣膜病、先天性心脏病或缺血性心脏病外，可诊断为扩张型心脏病。通过病史及辅助检查，若能够明确病因，应当注明病因诊断，如特发性、家族性/遗传性、病毒/免疫性、酒精/中毒性。

四、治疗

治疗目标：有效控制心力衰竭和心律失常，预防猝死和栓塞，缓解免疫介导的心肌损害，提高患者的生活质量和生存率。

1. 心衰的治疗　ACEI 能改善心力衰竭时神经内分泌激素异常激活，改善心血管重构，从而保护心肌，同时改善心力衰竭时血流动力学变化。常用药物及剂量：培哚普利 2～4mg/d，贝那普利 5～10mg/d。洋地黄剂量宜偏小，地高辛基础剂量为 0.125mg/d。非洋地黄类正性肌力药如多巴酚丁胺或米力农在病情危重期间短期应用，改善患者症状，渡过危重期。应用呋噻米间断利尿，同时补充钾镁和适当钠盐饮食。螺内酯 20mg/d 可延缓心肌纤维化进程。

2. 心肌保护措施　美托洛尔可以预防扩张型心肌病恶化、改善症状和心功能。用法：美托洛尔从 6.25mg 每日 2 次开始，逐渐增加到 12.5mg～100mg，每日 2 次，适用于心率快、室性心律失常。卡维地洛 6.25mg，每日 1 次始，逐渐增加到 6.25～25mg，每日 2 次，有良好疗效。

3. 中药和改善心肌代谢　黄芪、辅酶 Q_{10}、曲美他嗪。

4. 防治栓塞、猝死　华法林 2.5～3mg 每日 1 次，并监测 PT-INR，保持在 1.8～2.5 之间。

5. 外科治疗　同种原位心脏移植为治疗终末期扩张型心肌病的外科治疗方法。

第二节　肥厚型心肌病

肥厚型心肌病（hypertrophic cardiomyopathy，HCM）

是一类由于肌小节蛋白编码基因（或肌小节蛋白相关基因）变异，或遗传病因不明的以心肌非对称性肥厚、心室腔变小为特征的心脏疾病。HCM 需排除有明确证据证实其他心脏、系统性或代谢性疾病导致左心室肥厚的情况，以左心室血液充盈受阻，舒张期顺应性下降为基本病态。根据流出道有无梗阻又可分为梗阻性和非梗阻性 HCM。根据流行病学资料，有家族史者占 50%，男女比例为 2∶1，平均发病年龄 38±15 岁。本病常为青年猝死的原因。

一、病理和病理生理

主要病理变化为左心室心肌肥厚，室腔变窄，常伴有二尖瓣增厚。分型：非对称性室间隔肥厚，占 90%；对称性室间隔肥厚，占 5%；特殊部位肥厚：心尖肥厚占 3%，室间隔后部及侧部肥厚占 1%，心室中部肥厚占 1%。静息或运动负荷超声显示左心室流出道压力阶差≥30mmHg 者，属于梗阻性 HCM。

二、临床表现

半数以上患者无明显症状。主要症状为心悸、胸痛、运动性呼吸困难、猝死。室性心律失常发生率为 50%，无症状性室性心动过速发生率为 19%～36%。33% 患者出现频发的一过性晕厥，可以是患者的唯一主诉。

查体可见：梗阻性肥厚型心肌病患者心尖区内侧或胸

骨左缘中下段闻及喷射性收缩期杂音。约一半患者心尖区可闻及吹风样收缩期杂音。杂音特点：增加心肌收缩力和左室容量减小的因素（如运动、ValsalVa 动作）使杂音增强，减弱心肌收缩力和左室容量增加的因素（如使用 β 受体阻滞剂、下蹲位）使杂音减弱。

三、辅助检查

1. 心电图　30%～50%患者在 Ⅱ、Ⅲ、aVF 及 $V_{4\sim6}$ 导联上出现深而窄的 Q 波（<0.04s），相应导联 T 波直立，有助于与心肌梗死鉴别。胸前导联 QRS 电压增高伴倒置 T 波逐年加深，反映心尖部室壁厚度变化。

2. 动态心电图　可以发现室早、阵发性室速、阵发性室上速及房颤等心律失常。

3. 超声心动图　典型超声心动图改变多见于梗阻性患者。

（1）室间隔明显肥厚≥15mm，室间隔厚度/左室游离壁厚度比>1.3～1.5。

（2）二尖瓣前叶收缩期前移贴近室间隔。

（3）左室流出道狭窄。

（4）主动脉瓣收缩中期呈部分性关闭。

4. 磁共振心肌显像　可以直观反映室壁肥厚和室腔变窄，对于特殊部位心肌肥厚和对称性肥厚更具有诊断价值。

5. 心内膜心肌活检 心肌细胞畸形肥大，排列紊乱、局限性或弥漫性间质纤维化有助于诊断。心肌活检对于除外浸润性心肌病有重要价值，用于除外淀粉样变、糖原贮积症等。

四、诊断

根据患者心脏杂音特点，劳力性胸痛和呼吸困难、晕厥等症状，结合典型的超声表现（舒张期室间隔厚度达15mm或与后壁厚度之比≥1.3）和彩色多普勒测定左心室流出道压力阶差，可以诊断肥厚型心肌病。

五、治疗

治疗目标：减轻左心室流出道梗阻，缓解症状，尽可能逆转心肌肥厚，改善左室舒张功能，预防猝死，提高肥厚型心肌病患者的长期生存率。

1. β受体阻滞剂 改善肥厚型心肌病患者的胸痛和劳力性呼吸困难症状，主要用于梗阻性肥厚型心肌病改善症状，有逆转心肌肥厚作用。如美托洛尔25mg～100mg/d。

2. 非二氢吡啶类钙拮抗剂 降低左心室收缩力和左心室流出道梗阻，改善左室顺应性。如维拉帕米80～240mg/d，地尔硫䓬180～270mg/d。

3. 猝死的预防 反复晕厥及室速的肥厚型心肌病患者长期口服钙拮抗剂和β受体阻滞剂。胺碘酮对防治 HCM 合并室性心律失常有效，如胺碘酮 200mg，每日 3 次，7d 后改为维持量 200mg，每日 1 次。

4. 其他治疗　左心室流出道压力阶差≥50mmHg，伴有明显症状经内科治疗无效者可进行室间隔部分心肌切除术和室间隔心肌剥离扩大术。梗阻性肥厚型心肌病可行双腔起搏治疗和室间隔化学消融治疗，远期疗效有待观察。

第三节　限制型心肌病

限制型心肌病（restrictive cardiomyopathy，RCM）以一侧或双侧心室充盈受限和舒张期容量降低为特征，收缩功能和室壁厚度正常或接近正常，可见间质纤维化。其病因为特发性、心肌淀粉样变性、心内膜病变伴或不伴嗜酸性粒细胞增多症。除外某些有特殊治疗方法的病例，确诊后 5 年生存期仅约 30%。

一、临床表现

早期患者可无症状，随病情进展可出现运动耐量降低、倦怠、乏力、劳力性呼吸困难和胸痛等症状，主要是由于心输出量不能随心率加快而增加。

查体心脏可闻及第三心音奔马律。当二尖瓣或三尖瓣受累时，可出现相应部位的收缩期反流性杂音，发生动脉栓塞并非少见。血压常偏低，脉压小。

二、辅助检查

1. 心电图　ST-T 非特异性改变。部分患者可有 QRS 低电压、病理性 Q 波、束支传导阻滞、房颤和病态窦房结综合征等心律失常。

2. 超声心动图　心室壁增厚和重量增加，心室腔大致正常，心房扩大。多普勒心动图的典型表现是舒张期快速充盈随之突然终止。

3. 心导管检查　心房压力曲线出现右心房压升高和快速的 Y 下陷。左心充盈压高于右心充盈压。心室压力曲线表现为舒张早期下降和中晚期高原波。肺动脉高压。

4. 心内膜心肌活检　对心内膜弹性纤维增生症和原发性限制型心肌病组织学诊断具有重要价值。

三、诊断

对于出现倦怠、乏力、劳力性呼吸困难、胸痛、腹水、水肿等症状，心室无明显扩大而心房扩大的患者，应考虑本病。

四、治疗

本病缺乏特异性治疗方法。可试用地尔硫䓬、β受体阻滞剂、ACE 抑制剂等，主要是对症处理，可应用利尿剂及洋地黄类药物。对于严重缓慢性心律失常患者可植入永久性起搏器。心腔内有附壁血栓者应尽早应用华法林治疗。

第四节　心肌炎

心肌炎（myocarditis）是指各种原因引起的心肌炎性损伤所导致的心脏功能受损，包括心肌收缩、舒张功能减低和心律失常。最常见病因为病毒感染，细菌、真菌、螺旋体、立克次体、原虫、蠕虫等感染也可引起心肌炎，但相对少见。非感染性心肌炎的病因包括药物、毒物、放射、结缔组织病、血管炎、巨细胞心肌炎、结节病等。起病急缓不定，少数呈爆发性导致急性泵衰竭或猝死。病程多有自限性，但也可进展为扩张型心肌病。

一、临床表现

病毒性心肌炎患者临床表现取决于病变的广泛程度与部位，轻者可完全没有症状，重者甚至出现心源性休克及猝死。多数患者发病前 1～3 周有病毒感染前驱症状，如发热、全身倦怠感和肌肉酸痛，或恶心、呕吐等消化道症状。随后可有心悸、胸痛、呼吸困难、水肿，甚至晕厥、猝死。

二、辅助检查

1. 心电图　ST-T 非特异性改变。可出现各型心律失常，特别是室性心律失常和房室传导阻滞。

2. 超声心动图　可正常，也可出现左心室增大、室壁运动减低、左心室收缩功能减低、附壁血栓等。

3. 心脏磁共振　对心肌炎诊断有较大价值。典型表现为增强扫描可见心肌片状强化。

4. 心肌损伤标志物　可有心肌肌酸激酶（CK-MB）及肌钙蛋白（T 或 I）增高。

5. 心内膜心肌活检　除本病诊断外还有助于病情及预后的判断。因其有创，本检查主要用于病情急重、治疗反应差、原因不明的患者。对于轻症患者，一般不常规检查。

三、诊断

病毒性心肌炎的诊断主要为临床诊断。根据典型的前驱感染史、相应的临床表现及体征、心电图、心肌酶学检查或超声心动图、心脏磁共振成像（CMR）显示的心肌损伤证据。

四、治疗

病毒性心肌炎尚无特异性治疗，应该以针对左心功能不全的支持治疗为主。出现心力衰竭时酌情使用利尿剂、血管扩张剂、ACEI 等。爆发性心肌炎和重症心肌炎进展快、死亡率高，在药物治疗基础上保证心肺支持系统十分重要。

（王　娟　张　贝）

第十一章　心包疾病

第一节　急性心包炎

急性心包炎（acute pericarditis）为心包脏层和壁层的急性炎症性疾病。可以单独存在，也可以是某种全身疾病累及心包的表现。最常见的病因为病毒感染。其他包括细菌感染、自身免疫病、肿瘤、尿毒症、急性心肌梗死后心包炎、主动脉夹层、胸壁外伤及心脏手术后。无法明确病因者，称为特发性急性心包炎或急性非特异性心包炎。

一、纤维蛋白性心包炎症状

胸骨后、心前区疼痛为主要症状，主要见于炎症变化的纤维蛋白渗出阶段，可为剧痛、刀割样疼痛，也可是钝痛或压迫样感，如急性非特异性心包炎及感染性心包炎。缓慢发展的结核性或肿瘤性心包炎疼痛症状可能不明显，心前区疼痛常于体位改变、深呼吸、咳嗽、吞咽、卧位，尤其当抬腿或左侧卧位时加剧，坐位或前倾位减轻，疼痛通常局限于胸骨下端或心前区，可能放射到颈部、左肩、左臂及左肩胛骨，也可达上腹部。有的心包炎疼痛较明显，如急性非特异性心包炎，有的则轻微或完全无痛，如结核性和尿毒症性心包炎。心肌缺血引起的心绞痛则往往由劳累及情绪激动诱发，为闷压感，多位于胸骨后或心前区，向左肩、左上肢内侧放射，不受呼吸和体位的影响，持续时间一般小于 15min，硝酸甘油舌下含服有效，需注意鉴别。

二、纤维蛋白性心包炎体征

心包摩擦音是纤维蛋白性心包炎的典型体征，因炎症反应而变得粗糙的壁层与脏层在心脏活动时相互摩擦而发生，呈抓刮样粗糙的高频声音，往往盖过心音且有较心音更接近耳边的感觉。典型的摩擦音可听到与心房收缩、心室收缩和心室舒张相一致的三个成分，但大多为与心室收缩、舒张相一致的双相性摩擦音，呈来回样。多位于心前区，以胸骨左缘第 3、4 肋间，胸骨下部和剑突附近最为明显。其强度常受呼吸和体位的影响，坐位时身体前倾、深吸气或将听诊器胸件加压更容易听到。心包摩擦音可持续数小时或持续数天、数周。当积液增多将两层心包分开时，摩擦音即消失，但如有部分心包粘连则仍可闻及。在心前区听到心包摩擦音，就可做出心包炎的诊断。

三、渗出性心包炎症状

呼吸困难是心包积液时最突出的症状，可能与气管、支气管、肺和大血管受压引起肺淤血有关。呼吸困难严重时，患者呈端坐呼吸，身体前驱、呼吸浅速、面色苍白，可有发绀。也可因压迫气管、食管而产生干咳，声音嘶哑及吞咽困难。此外尚可有发冷、发热、心前区或上腹部闷胀、乏力、烦躁等。

四、渗出性心包炎体征

心脏叩诊浊音界向两侧扩大，皆为绝对浊音区。心尖搏动弱，位于心浊音界左缘的内侧或不能扪及。心音低而遥远。在有大量积液时可在左肩胛骨下出现浊音及左肺受压迫所引起的支气管呼吸音，称心包积液征（Ewart 征）。少数病例中，在胸骨左缘第 3、4 肋间可闻及心包叩击音（见缩窄性心包炎）。大量渗液可使收缩压降低，而舒张压变化不大，故脉压变小。根据心脏压塞程度的不同，脉搏可正常、减弱或出现奇脉。大量渗液可累及静脉回流，出现颈静脉怒张、肝大、腹水及下肢水肿等。

五、心脏压塞体征

快速心包积液，即使仅 200mL，也可引起急性心脏压塞，出现明显心动过速、血压下降、脉压变小和静脉压明显上升，如心排血量明显下降，可产生急性循环衰竭、休克等。如积液积聚较慢，可出现亚急性或慢性心脏压塞，表现为颈静脉怒张，呈现 Kussmaul 征、静脉压升高、奇脉等。奇脉是指有大量心包积液的患者在触诊时桡动脉呈吸气时显著减弱或消失，呼气时复原的现象。奇脉也可通过血压测量来诊断，即吸气时动脉收缩压较吸气前下降 10mmHg 或更多，而正常人吸气时收缩压仅稍有下降。此外，还可出现肝肿大伴触痛、腹水、皮下水肿和肝颈静脉反流征阳性等体循环淤血表现。

六、急性心包炎病因鉴别要点

常见心包炎病因类型包括急性非特异性心包炎、结核性心包炎、化脓性心包炎、肿瘤性心包炎、风湿性心包炎及心脏损伤后综合征等。总体来说，可从以下 10 个方面进行鉴别。

1. 患者的病史　急性非特异性心包炎发病前数日常有上呼吸道感染，起病多急剧，往往反复发作。结核性心包炎常伴有原发性结核病或与其他浆膜腔结核并存。化脓性心包炎常有原发感染病灶，多伴有明显败血症临床表现。肿瘤性心包炎多发生于转移性肿瘤，可见于淋巴瘤及白血病。风湿性心包炎起病前 1～2 周常有上呼吸道感染，伴有其他风湿热的表现，为全心炎的一部分。而心脏损伤后综合征患者多有手术、心肌梗死、心脏创伤等心脏损伤史，常反复发作。

2. 发热　急性非特异性心包炎常常持续发热。化脓性心包炎常伴有高热。心脏损伤后综合征也常伴有发热。风湿性心包炎多数为不规则的轻中度发热。结核性心包炎和肿瘤性心包炎常不出现发热。

3. 心包摩擦音 急性非特异性心包炎心包摩擦音出现早，且常很明显。化脓性心包炎和风湿性心包炎也常有心包摩擦音。结核性心包炎有时也可出现心包摩擦音。而肿瘤性心包炎和心脏损伤后综合征往往没有心包摩擦音。

4. 胸痛的特点 急性非特异性心包炎胸痛往往很剧烈。化脓性心包炎、风湿性心包炎和心脏损伤后综合征也常伴有胸痛。而结核性心包炎和肿瘤性心包炎往往不伴有胸痛。

5. 白细胞计数 化脓性心包炎白细胞常明显增高。风湿性心包炎白细胞中度增高。其余4种心包炎白细胞可升高也可在正常范围。

6. 血培养 化脓性心包炎普通血培养可阳性。其余5种心包炎普通血培养为阴性。结核性心包炎时血培养阳性率较低，且培养需要的时间较长。

7. 心包积液量 结核性心包炎常有大量心包积液。肿瘤性心包炎积液量也常为大量。化脓性心包炎心包积液量较多。心脏损伤后综合征则为中量。急性非特异性心包炎和风湿性心包炎积液量一般较少。

8. 心包积液的性质 急性非特异性心包炎心包积液多为草黄色或血性。风湿性心包炎积液多为草绿色。结核性心包炎和肿瘤性心包炎心包积液多为血性。化脓性心包炎心包积液多为脓性。而心脏损伤后综合征心包积液常为浆液性。

9. 心包积液的细胞分类 化脓性心包炎和风湿性心包炎心包积液以中性粒细胞占多数。其余 4 种心包炎心包积液内以淋巴细胞为主。

10. 心包积液中带菌情况 化脓性心包炎心包积液中能找到化脓性细菌。结核性心包炎心包积液中有时能找到结核分枝杆菌。其余 4 种心包炎心包积液中无细菌。

七、治疗

包括病因治疗、解除心脏压塞及对症支持治疗。

患者宜卧床休息，直至胸痛消失和发热消退。疼痛时给予非甾体抗炎药如阿司匹林，效果不佳者可给予布洛芬，或吲哚美辛，或秋水仙碱，必要时可使用吗啡类药物。

对其他药物治疗积液吸收效果不佳的患者，可给予糖皮质激素治疗，心包积液多引起急性心脏压塞时需立即行心包穿刺引流。顽固性复发性心包炎病程超过 2 年，心包积液反复穿刺引流无法缓解，激素无法控制，或伴严重胸痛的患者可考虑外科心包切除术治疗。

第二节　缩窄性心包炎

缩窄性心包炎是指心脏被致密增厚的纤维化或钙化心

包所包围，使心室舒张期充盈受限而产生一系列循环障碍的疾病，多为慢性。

一、病因

多数引起急性心包炎的病因均可能引起心包缩窄。其中以结核性最为多见，其次为急性非特异性心包炎、化脓性或由创伤性心包炎后演变而来。近年来放射性心包炎和心脏手术后引起者逐渐增多。其他少见的病因包括自身免疫性疾病、恶性肿瘤、尿毒症、药物等。

二、病理

急性心包炎纤维蛋白渗出或浆液蛋白渗出，经治疗后可逐渐吸收，在脏层和壁层心包之间可能有轻微的粘连和瘢痕形成，心包无明显增厚，常不影响心功能，这是多数心包炎的结局。少数患者由于延误治疗或其他原因，心包脏层和壁层之间形成广泛的粘连和钙化，心包腔闭塞成为一个纤维瘢痕组织外壳，压迫心脏及大血管根部，心包增厚，有时可达1cm，有学者称之为"盔甲心"。由于坚厚的瘢痕组织使心包失去伸缩性，明显地影响心脏收缩和舒张功能。此外，心包病变累及心包下心肌，影响心脏的活动和代谢，也可导致心肌萎缩和纤维变性。

三、病理生理

心包缩窄使心室舒张期扩张受阻，心室舒张期充盈减少，使心搏量下降。为维持心排血量，心率加快。同时上、下腔静脉回流因心包缩窄而受阻，出现静脉压升高、颈静脉怒张、肝大、腹水、下肢水肿等临床表现。

四、症状

最常见的症状是劳力性呼吸困难，主要是因为左心室充盈受阻，累及肺静脉，导致肺静脉压和肺毛细血管压力升高，从而导致呼吸困难。此外，若患者伴有胸腔积液、腹水等情况，导致膈肌上移，呼吸运动受限也可引起呼吸困难。很少出现夜间阵发性呼吸困难和肺水肿，是因为右心室排血量减少。左心室排血量减少可引起疲乏无力，活动耐力下降。肝大、腹水时也可伴有腹胀、食欲减退和肝区痛。

五、体征

（1）坐位或半卧位时可见颈静脉充盈，有时Kussmaul征（Kussmaul征是指吸气时周围静脉回流增多而已缩窄的心包使心室失去适应性扩张的能力，致静脉压增高，吸气时颈静脉更明显的扩张）阳性。

（2）血压偏低，脉压变小，少数患者可能触及奇脉。

（3）心尖搏动减弱或消失，甚至有时见到收缩期心尖部胸壁内陷（心尖负性搏动）。

（4）心浊音界一般在正常范围，有时由于心包壁异常增厚，心脏浊音界可轻度增大。

（5）心音可能低钝、遥远。在 S_2 之后 $0.09 \sim 0.12s$ 可闻及舒张期心包叩击音，性质类似二尖瓣狭窄的开瓣音，通常认为是由左心室快速充盈受限所致。舌下含服硝酸甘油可使心包叩击音消失，蹲位、口服升压药物可促其出现。

（6）多数患者可出现肝大、腹水，少数患者可合并胸腔积液。

六、实验室检查

1. 胸部 X 线　多数病例心脏呈三角形，左右心缘僵直，失去正常的形态。约 50% 的患者可见心包钙化影，此为心包缩窄的确证。肺野一般清晰，无肺淤血、肺水肿。

2. 心电图　多数病例出现窦性心动过速、QRS 低电压，多数导联出现 T 波低平、倒置。病变晚期患者可出现心房纤颤、房室传导阻滞及束支传导阻滞。总体来说，心电图表现没有特异性诊断价值。

3. 超声心动图　在心脏彩超下可见心包增厚、钙化（心包厚度＞3mm），在增厚的脏层和壁层心包之间有时可见到局限性液性暗区。常可见到双房增大，以右心房为著，左右心室内径通常在正常范围。心室舒张期充盈受限，但可受呼吸影响。二尖瓣 E 峰流速随呼吸变化＞

25%，肺静脉 D 峰流速变化＞20%；彩色 M 型血流传播速度＞45cm/s，组织多普勒为十几个侧 E'峰＞8cm/s。血流频谱呈典型受阻图像，E/A 比值明显增大，常大于 2。

4.CT/MRI　可以确切测定心包壁的厚度，发现钙化灶。心室相互依赖。

5.心导管检查　心室舒张期压力曲线呈"平方根"征。左、右心室舒张压通常相等，心室相互依赖。

七、鉴别诊断

1.腹水原因的鉴别　对大量腹水患者应注意有无体循环静脉压增高的表现，以免使缩窄性心包炎漏诊，见到肝大、腹水的患者一定要注意颈静脉有无充盈。颈静脉明显充盈反映右心压力增高，最容易考虑到的原因就是心包缩窄，如果再加上 Kussmaul 征阳性、奇脉，则更增加了心包缩窄诊断的可能性。

2.和风湿性心脏病二尖瓣狭窄相鉴别　心包缩窄临床表现有时类似于风湿性心脏病二尖瓣狭窄。二尖瓣听诊区闻及舒张期杂音并不一定都反映器质性二尖瓣狭窄，只要流经二尖瓣口的血流量增多或速率增快均可引起功能性二尖瓣狭窄，心包缩窄同样可引起二尖瓣听诊区闻及舒张期杂音，主要是由于硬化的瘢痕组织紧束于房室瓣环处所致。在超声心动图下可明确看到房室瓣环处有一"缩窄带"环绕。总之，对疑有二尖瓣狭窄的患者若出现Kussmaul 征阳性、奇脉、右心衰竭较左心衰竭严重者，均应考虑到缩窄性心包炎的可能。

3. 与限制型心肌病相鉴别 可从以下 8 个方面来鉴别。

(1) 病史：缩窄性心包炎可有结核性、化脓性心包炎病史，而限制型心肌病则无。

(2) 体征：缩窄性心包炎常有奇脉和心包叩击音，而后者则无。限制型心肌病可有颈静脉收缩期搏动和三尖瓣收缩期杂音，而缩窄性心包炎则无。

(3) 胸部 X 线：缩窄性心包炎表现为左右心缘平直，可见到心包钙化，无肺淤血征，而限制型心肌病可见到心内膜钙化，常有肺淤血征。

(4) 胸部 CT：缩窄性心包炎表现为心包增厚，而后者心包厚度常在正常范围。

(5) PEP/LVET：缩窄性心包炎 PEP/LVET 正常，而后者 PEP/LVET 则延长。

(6) 心导管检查：缩窄性心包炎 LVEDP＞RVEDP，而后者 LVEDP 显著高于 RVEDP。

(7) 超声心动图：缩窄性心包炎表现为心包增厚，钙化，心室腔大小正常，双心房可增大或正常；而后者心室腔小，心尖区闭塞，心内膜增厚，常有附壁血栓。

(8) 心内膜下心肌活检：缩窄性心包炎正常，而后者表现为心内膜纤维化。

八、治疗原则

应及早施行心包剥离术。病程过久，心肌常有萎缩和纤维变性，影响术后效果。因此，只要临床表现为心脏进行性受压，单纯用心包渗液不能解释，或在心包积液吸收过程中心脏受压征象愈加明显，或核磁共振显像示心包增厚和缩窄，在心包感染已控制的情况下及早手术。结核性心包炎患者应在结核活动已控制后考虑手术，以免造成结核扩散。如结核尚未稳定，但在心脏受压明显加剧时，可在积极抗结核治疗下进行手术。手术时心包应尽量剥离，尤其双心室的心包必须彻底剥离。术后静脉补液必须谨慎，以免导致急性肺水肿。由于萎缩的心肌恢复较慢，因此手术成功的患者常在术后 4～6 个月才逐渐产生疗效。

（王 娟 李 磊）

第十二章 血管性疾病

第一节 主动脉夹层

主动脉夹层（aortic dissection）是指主动脉腔内的血液从主动脉内膜撕裂口进入主动脉中膜，并沿主动脉长轴方向扩展，造成主动脉真假两腔分离的一种病理改变，因通常呈继发瘤样改变，故将其称为主动脉夹层动脉瘤。

一、疼痛特点

（1）疼痛一开始即极为剧烈，难以忍受、呈撕裂样、刀割样或波动样，患者常烦躁不安、大汗淋漓、恶心呕吐或晕厥等。

（2）疼痛部位多在前胸部靠近胸骨区，并向后背部扩展。以前胸部剧痛为主者多见于Ⅰ型和Ⅱ型。以肩胛间区剧痛为主者多见于Ⅲ型。疼痛范围扩大多与夹层扩展有关，如可引起头颈部、腹部、腰部或下肢疼痛等。

（3）疼痛多呈持续性，应用常规剂量的强镇痛剂（如吗啡）多不能完全止痛。有的患者剧痛自发病开始一直持续到死亡。有的患者发病数天后剧痛逐渐缓解，但在夹层继续扩展时有反复出现。少数患者可因出现晕厥等症状掩盖了疼痛的典型表现。

二、分型

根据病变部位和扩展范围将本病分为三型（De Bekey 分型）。

Ⅰ型：夹层起源于升主动脉，扩展超过主动脉弓到降主动脉，直至腹主动脉，此型最为常见。

Ⅱ型：夹层起源于并局限升主动脉。

Ⅲ型：夹层起源于降主动脉左锁骨下动脉开口远端，并向远端扩展，可直至腹主动脉（Ⅲa，仅累及胸降主动脉；Ⅲb，累及胸、腹主动脉）。

Daily 和 Miller 提出凡升主动脉受累者为 A 型（包括Ⅰ型和Ⅱ型），又称近端型。凡病变始于降主动脉者为 B 型（相当于Ⅲ型），又称远端型。

三、药物治疗

治疗目标：收缩压控制在 100～120mmHg 或更低，舒张压 60～70mmHg，心率 60～80 次/min。

1. 控制疼痛　吗啡 5～10mg，静脉注射，止痛效果好，6～8h 一次。

2. 控制血压　血管扩张剂临床常选用硝普钠。硝普钠根据血压调整用量，一般为 0.3～5.0μg/（kg·min）。硝普钠应该谨慎滴注，通常需要密切监测动脉血压。长期使用时其代谢产物硫代氟化物和氟化物会产生毒性反应，特别是严重肝肾功能衰竭的患者应避免使用。

3. 降低左心收缩力与收缩速率　急性期可选用美托洛尔 5～15mg，每小时静脉注射一次。

4. 口服降压药　静脉使用药物使血压得到控制后，如果病情允许，可以同时开始口服降压药。通常需要多种降压药联合应用才能达到静脉给药的效果，如硝苯地平、美托洛尔、吲达帕胺，如肾功能正常还可加用 ACE 抑制剂及 ARB 制剂。

四、介入治疗

目前，此项措施已成为治疗大多数降主动脉夹层的优选方案，不仅疗效明显优于传统的内科保守治疗和外科手术治疗，且避免了外科手术的风险，术后并发症大大减少，总体死亡率也显著降低。

五、外科手术治疗

修补撕裂口、排空假腔或人工血管移植术，仅适用于升主动脉夹层及少数降主动脉夹层有严重并发症者。

第二节　静脉血栓症

一、深静脉血栓形成诊断要点

1. 促发静脉血栓形成的因素　静脉血流淤滞、血管损伤及高凝状态。

2. 临床表现　髂、股深静脉血栓形成常为单侧，患肢肿胀发热，沿静脉走向可有压痛，并可触及条索状改变，浅静脉扩张并可见明显静脉侧支循环。有些病例皮肤呈蓝色，称之为蓝色炎性疼痛症。有时腿部明显水肿使组织内压超过微血管灌注压而导致局部皮肤发白，称之为白色炎性疼痛症，并可伴有全身症状。小腿深静脉血栓形成因有较丰富的侧支循环而可无临床症状，偶有腓肠肌部疼痛及压痛、发热、肿胀等。

3. 辅助检查　静脉压测定、超声、放射性核素检查及深静脉造影、血 D-二聚体测定等。

二、深静脉血栓形成的治疗

（1）卧床：抬高患肢超过心脏水平，直至水肿及压痛消失。

（2）溶栓：对血栓形成早期应用尿激酶等也有一定的效果。用法：尿激酶 30min 内静脉滴注 150 万 U。在溶栓后需要肝素或低分子肝素辅助治疗。

（3）抗凝　肝素 5000～10000U 一次静脉注射，以后以 1000～1500U/h 持续静脉滴注，其滴速以 APTT 2 倍于对照值为调整指标。随后低分子量肝素皮下注射即可。一般不超过 10d。华法林在用肝素后 1 周内开始或与肝素同时开始使用，与肝素重叠 4～5d，并以凝血酶原时间国际标准化比值（INR）达到 2.0～3.0 调整剂量。

（4）经皮穿刺下腔静脉滤器放置术　如因出血倾向而不宜用抗凝治疗者，或深静脉血栓进展迅速已达膝关节以上者，可用预防肺栓塞。

第三节　多发性大动脉炎

一、分型

1. 头臂动脉型　累及颈动脉时可出现头晕、记忆力减退、视觉障碍、甚至晕厥、失语、偏瘫或昏迷等脑缺血症状，颈部可闻及血管杂音、颈动脉搏动减弱或消失、眼底可见视网膜贫血样改变。累及锁骨下动脉时可出现患肢麻木、无力、肢凉、活动后肢痛、甚至肌肉萎缩等上肢缺血症状，患侧锁骨下区可闻及血管杂音，桡、肱动脉搏动减弱或消失，血压较健侧明显降低或不能测出。

2. 腹主动脉型　累及肠系膜动脉时可致肠功能紊乱或肠梗死。累及肾动脉时可致肾性高血压、肾区或脐周血管杂音。累及髂总动脉时可致患侧下肢麻木发凉、间歇性跛行、动脉压降低，股、腘、足背动脉减弱或消失，髂总动脉部位可闻及血管杂音。

3. 胸腹主动脉型　可同时出现上述两型的临床表现。

4. 肺动脉型　可有心悸、气促、肺动脉瓣区收缩期杂音，严重者可致咯血、发绀等肺动脉高压表现。

二、诊断要点

根据以下特点可诊断本病。

（1）40 岁以下，特别是女性，出现不明原因长期发热、关节肿痛、继之头晕、顽固性高血压或间歇性跛行等典型症状。

（2）体检有脉搏减弱或消失、双上肢血压明显不等、下肢血压低于上肢血压和多部位血管杂音。

（3）影像学检查发现相应累及血管狭窄或闭塞等改变。

三、常见闭塞性动脉疾病鉴别诊断

常见闭塞性动脉疾病鉴别见表 12-1。

表 12-1   常见闭塞性动脉疾病鉴别表

	多发性大动脉炎	闭塞性周围动脉粥样硬化	血栓闭塞性脉管炎
发病年龄	青年，多<40 岁	老年，多>50 岁	青壮年，20～40 岁
性别	女性多见	男性多见	男性多见
高血压	累及肾动脉时出现	常有	多无
高血脂、糖尿病	多无	常有	多无
受累血管	主动脉主要分支	大中型动脉	肢体中小动脉
其他部位动脉硬化	无	常有	无

续表

	多发性大动脉炎	闭塞性周围动脉粥样硬化	血栓闭塞性脉管炎
受累动脉X线钙化症	无	可有	无
病理改变	主动脉主要分支开口处狭窄或闭塞	受累动脉呈广泛不规则狭窄或闭塞,常伴有扩张、扭曲和延长	受累血管呈节段性狭窄或闭塞,病变上下段血管壁光滑

(郭义山　赵延超)

第十三章 其他系统相关性疾病

第一节 肺栓塞与肺动脉高压

一、肺栓塞

1. 定义 肺栓塞是以各种栓子阻塞肺动脉系统为其发病原因的一组疾病或临床综合征的总称。

2. 病因 肺血栓栓塞症、脂肪栓塞综合征、羊水栓塞、空气栓塞等。

3. 临床表现 见表13-1。

表 13-1 肺栓塞临床症状与体征

症状	体征
呼吸困难及气促(80%～90%)	呼吸急促(52%);哮鸣音(5%～9%)
胸膜炎性胸痛(40%～70%)	细湿啰音(18%～51%);血管杂音
晕厥(11%～20%)	发绀(11%～35%)
烦躁不安、惊恐甚至濒死感(15%～55%)	发热(24%～43%)。多为低热,少数患者可有可有中度以上的发热(11%)
咳嗽(20%～56%)	颈静脉充盈或搏动(12%～20%)
咯血(11%～30%)	心动过速(28%～40%)
心悸(10%～32%)	血压变化,血压下降甚至休克

续表

症状	体征
低血压和(或)休克(1%～5%) 猝死(<1%)	胸腔积液体征(24%～30%) 肺动脉瓣区第二心音亢进(P2＞ A2)或分裂(23%～42%) 三尖瓣区收缩期杂音

4. 检查　D-二聚体主要用于血流动力学稳定的疑似中低可能性急性肺栓塞患者的排除诊断，若 D-二聚体含量<500μg/L，可基本排除急性肺栓塞。急性肺栓塞患者动脉血气分析常表现为低氧血症、低碳酸血症和肺泡-动脉血氧分压差增大。大多数病例表现有非特异性心电图异常，较为多见的表现为 V_1～V_4 的 T 波改变和 ST 段异常。对于疑诊肺栓塞的患者可行 CT 肺动脉造影（CTPA）确诊检查，该检查可以显示肺动脉内血栓形态、部位及血管堵塞程度。核素肺通气/灌注（V/Q）显像同样也可诊断，其典型征象是呈肺段分布的肺灌注缺损，并与通气显像不匹配。磁共振肺动脉造影（MRPA）可以直接显示肺动脉内的栓子以及肺栓塞所致的低灌注区从而确诊。

5. 治疗　抗凝治疗为肺栓塞急性期的基础治疗手段，可以有效地防止血栓再形成和复发，同时促进机体自身纤溶机制溶解已形成的血栓。一旦明确急性肺栓塞诊断，宜尽早启动抗凝治疗。溶栓治疗可迅速溶解部分或全部血栓，恢复肺组织再灌注，减小肺动脉阻力，降低肺动脉压，改善右心室功能，减少患者病死率和复发率。溶栓治疗的主要并发症为出血。用药前应充分评估出血风险，必要时应配血，做好输血准备。若患者存在溶栓禁忌证，可采取经导管碎解和抽吸血栓的介入治疗。肺动脉血栓切除术可作为全身溶栓的替代补救措施，适用于经积极内科或介入治疗无效的急性肺栓塞患者。

二、肺动脉高压

1. 定义 肺动脉高压（PH）是指由多种异源性疾病（病因）和不同发病机制所致肺血管结构或功能改变，引起肺血管阻力和肺动脉压力升高的临床和病理生理综合征，继而发展成右心衰竭甚至死亡。

2. 标准 在海平面状态下，静息时经右心导管测得的肺动脉平均压（mPAP）≥25mmHg 为肺动脉高压。

3. 分级及分型 根据静息状态下 mPAP 水平分为：轻度为 26～35mmHg，中度为 36～45mmHg，重度＞45mmHg。临床上将 PH 分为 5 大类：动脉性肺动脉高压、左心疾病所致肺动脉高压、肺部疾病和（或）低氧所致肺动脉高压、慢性血栓栓塞性和（或）其他肺动脉阻塞性病变所致肺动脉高压、未明和（或）多因素所致肺动脉高压。

4. 临床表现 主要表现为进行性右心功能不全的相关症状，常为劳累后诱发，表现为疲劳、呼吸困难、胸闷、胸痛和晕厥，部分患者还可表现为干咳和运动诱发的恶心、呕吐。晚期患者静息状态下可有症状发作。随着右心功能不全的加重可出现踝部、下肢甚至腹部、全身水肿。

5. 检查　心电图可表现为肺性 P 波、QRS 电轴右偏、右心室肥厚、右束支传导阻滞、Q-Tc 间期延长等。肺功能检查中根据第 1s 用力肺活量、用力肺活量、肺总量、一氧化碳弥散量可以鉴别阻塞性、限制性以及混合性通气功能障碍的肺部疾病。胸部 X 线可见肺动脉段凸出，中心肺动脉扩张，与周围肺动脉纤细或截断形成鲜明对比，表现为"残根"征，以及右心房和右心室扩大的征象。胸部 CT 可显示右心室和右心房扩大、主肺动脉扩张，高分辨率 CT 还可用于肺动脉高压病因的筛查。

6. 治疗策略　确诊的动脉型肺动脉高压初始治疗患者，建议接受一般治疗及支持治疗。对于特发性肺动脉高压、遗传性动脉型肺动脉高压、药物和毒性相关动脉型肺动脉高压患者进行急性血管反应试验，阳性者逐步滴定后给予高剂量钙通道阻滞剂（CCBs）治疗；治疗 3～6 个月后进行全面评估，如血流动力学持续改善，且 WHO 功能维持Ⅰ～Ⅱ级的患者建议继续高剂量 CCBs 治疗，否则应启用靶向药物治疗。急性血管反应试验阴性的患者建议初始靶向药物联合治疗，高危的患者建议联合静脉用前列环素类药物。左心疾病所致肺动脉高压患者以治疗原发左心疾病为主，包括控制心血管危险因素、药物治疗（包括利尿剂、血管紧张素转化酶抑制剂、β受体阻滞剂等）、非药物治疗（瓣膜置换、冠状动脉再灌注治疗、心室再同步化治疗、左心辅助装置、心脏移植等）以及治疗合并症（COPD、睡眠呼吸暂停综合征、肺栓塞等）。肺部疾病和（或）低氧所致肺动脉高压患者主要针对原发病治疗，推荐长程氧疗，不推荐常规给予靶向药物治疗。肺动脉血栓内膜剥脱术（PEA）是治疗慢性血栓栓塞性肺动脉高压患者最有效的方法，部分患者，可行球囊肺动脉成形术。

第二节　糖尿病的诊治

一、糖尿病诊断标准

糖尿病诊断标准见表 13-2。

表 13-2　糖尿病诊断标准

诊断标准	静脉血浆葡萄糖或 HbA1$_c$ 水平
典型糖尿病症状	
加上随机血糖	≥11.1 mmol/L
或加上空腹血糖	≥7.0 mmol/L
或加上 OGTT 2h 血糖	≥11.1 mmol/L
或加上 HbA1$_c$	≥6.5%
无糖尿病典型症状者，需改日复查确认	

注：OGTT 为口服葡萄糖耐量试验；HbA1$_c$ 为糖化血红蛋白。典型糖尿病症状包括烦渴多饮、多尿、多食、不明原因体重下降；随机血糖指不考虑上次用餐时间，一天中任意时间的血糖，不能用来诊断空腹血糖受损或糖耐量减低；空腹状态指至少 8h 没有进食热量。

二、糖尿病高危人群

(1) 有糖尿病前期史。

(2) 年龄≥40 岁。

(3) 体质指数（BMI）≥24kg/m² 和（或）中心型肥胖（男性腰围≥90cm，女性腰围≥85cm）。

(4) 一级亲属有糖尿病史。

(5) 缺乏体力活动者。

(6) 有巨大儿分娩史或有妊娠期糖尿病病史的女性。

(7) 有多囊卵巢综合征病史的女性。

(8) 有黑棘皮病者。

(9) 有高血压史，或正在接受降压治疗者。

(10) 低密度脂蛋白胆固醇＞2.22mmol/L，或正在接受调脂药治疗者。

(11) 有动脉粥样硬化性心血管疾病（ASCVD）史。

(12) 有类固醇类药物使用史。

(13) 长期接受抗精神病药物或抗抑郁症药物治疗。

(14) 中国糖尿病风险评分总分≥25 分。儿童和青少年高危人群包括：BMI≥相应年龄、性别的第 85 百分位数，且合并以下 3 项危险因素中至少 1 项，即母亲妊娠时有糖尿病（包括妊娠期糖尿病）；一级亲属或二级亲属有糖尿病史；存在与胰岛素抵抗相关的临床状态（如黑棘皮病、多囊卵巢综合征、高血压、血脂异常）。

三、2 型糖尿病治疗流程

2 型糖尿病治疗流程见图 13-1

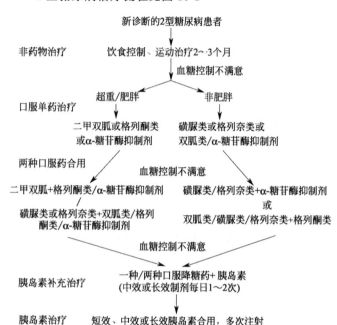

图 13-1 2 型糖尿病治疗流程

第三节 肥胖与代谢综合征的诊断

一、肥胖的定义及诊断标准

1. 定义 肥胖是指机体脂肪总含量过多和/或局部含量增多及分布异常，是由遗传和环境等因素共同作用而导致的慢性代谢性疾病。

2. 诊断标准

(1) 以体质指数（BMI）诊断肥胖：临床上采用体质指数（BMI）作为判断肥胖的常用简易指标。BMI＝体重（kg）/身高^2（m^2），标准如表13-3。

表13-3　体质指数诊断肥胖

分类	BMI 值/(kg/m^2)
肥胖	≥28.0
超重	24.0～<28.0
体重正常	18.5～<24.0
体重过低	<18.5

(2) 以腰围诊断中心型肥胖：中心型肥胖常用腰围衡量，标准如表13-4。

表13-4　腰围诊断肥胖

分类	男性腰围/cm	女性腰围/cm
中心型肥胖前期	85～<90	80～<85
中心型肥胖	≥90	≥85

二、代谢综合征的定义及诊断标准

1. 定义　代谢综合征是一组以肥胖、高血糖（糖尿病或糖调节受损）、血脂异常[高甘油三酯血症和(或)低高密度脂蛋白(HDL-C)血症]以及高血压等聚集发病，严重

影响机体健康的临床症候群

2. 诊断标准　我国关于代谢综合征的诊断标准具备以下 3 项或更多项即可诊断。

（1）腹型肥胖（即中心型肥胖）：腰围男性 $\geq$ 90cm，女性 $\geq$ 85cm。

（2）高血糖：空腹血糖 $\geq$ 6.1mmol/L 或糖负荷后 2h 血糖 $\geq$ 7.8mmol/L 和（或）已确诊为糖尿病并治疗者。

（3）高血压：血压 $\geq$ 130/85mmHg（1mmHg = 0.133kPa）和（或）已确认为高血压并治疗者。

（4）空腹血甘油三酯（TG）$\geq$ 1.70mmol/L。

（5）空腹血高密度脂蛋白（HDL-C）< 1.04mmol/L。

中心型肥胖的腰围切点采用 2013 年《中华人民共和国卫生行业标准——成人体重判定》（标准号 WS/T428-2013）制定的标准。

（王　娟　张冠兆）

第十四章　心血管综合征

一、病态窦房结综合征

1. 分型

(1) 严重而持续的窦性心动过缓：此型最常见，占 57%～80%。是恒定的窦性心动过缓，心率波动范围不大，一般<50 次/min，甚至<40 次/min。

(2) 窦性停搏：此型最严重，它可以是自发的，亦可发生于心动过速后，持续时间短者为数秒钟，长者可达数分钟。ECG 示正常窦性心律后突然有 P-QRS-T 漏搏，所造成的长 P-P 间距与窦性 P-P 间距无固定的倍数关系。窦性停搏的时间持续 2s 以上伴有或不伴有逸搏心律者，多有 Adams-Stokes 综合征发作。

(3) 窦房传导阻滞：窦房结发出的冲动在心房连接处发生传导阻滞所致。ECG 示二度Ⅰ型、Ⅱ型窦房传导阻滞，以Ⅱ型最为常见。一度窦房传导阻滞在 ECG 上很难诊断，三度窦房传导阻滞难以与窦性停搏相鉴别。

① 二度Ⅰ型（文氏型）：P-P 逐渐缩短之后，发生 1 次 P-QRS-T 漏搏，出现 1 次长的 P-P 间距，此长的 P-P 间距小于任何 P-P 间距的两倍，此后逐渐缩短，此现象周而复始。

② 二度 Ⅱ 型：在窦性心律中，其间无 P-QRS-T，长 P-P 间距为短 P-P 间距整倍数。

（4）慢-快综合征：在窦性心动过缓、窦性停搏、窦房传导阻滞的基础上，反复发生阵发性房性心动过速、心房扑动、心房纤颤等。

（5）双结病变或称双结综合征：全称病态窦房结-房室结综合征。在严重而持久的窦性心动过缓、窦性停搏、窦房传导阻滞的基础上，如不能及时出现交界性逸搏（逸搏周期＞1.5s）或交界性逸搏心律的频率＜35 次/min 者，反映交界区自律功能减退，是双节病变的证据之一。虽然室性逸搏心律（频率 25～40 次/min）或过缓的室性逸搏心律（频率＜25 次/min）较房室交界性逸搏心律少见，但这种情况提示交界区自律功能衰竭（结性停搏），是双结病变又一证据。

（6）全传导系统障碍：是病态窦房结综合征的特殊类型，由于存在着广泛的退行性硬化，其病变涉及整个传导系统。可出现窦性停搏、窦房传导阻滞、房内传导阻滞、房室传导阻滞及室内传导阻滞。

2. 辅助检查　对疑似病例可做如下检查。

（1）心电图运动试验：包括二级梯运动试验、活动平板及踏车运动试验，对于严重心动过缓可做床边运动试验，令其在半分钟内做下蹲起立动作或在床上仰卧起坐 15 次，立即记录心电图，如心率＜90 次/min 或出现逸搏心律者，为窦房结功能不良。

(2) 动态心电图：对检测间歇性病态窦房结综合征有诊断价值。对窦性心动过缓的诊断指标为 24h 总心率<87000 次，24h 平均心率<60 次/min，醒时最高心率<109 次/min，睡时最高心率<61 次/min，最低心率<42 次/min。

(3) 阿托品试验：用阿托品 1~2mg（或以 0.02mg/kg 体重计算），一次静脉迅速注射（可用生理盐水 2~5mL 稀释），注射完毕后，即刻、1、2、3、5、7、10、15、20min 各记录心电图，ECG 示窦性心律<90 次/min 和/或出现窦房传导阻滞、交界性逸搏心律者为阳性。这说明心动过缓与迷走神经张力无关，是窦房结本身功能不良所致。

(4) 异丙基肾上腺素试验：先以异丙基肾上腺素 10mg 口含，若心率增加不明显且无不良反应时，则以 0.2mg/100mL 的浓度，每分钟 2~4μg 的速度静脉滴入，用 ECG 监测 30min 后，心率<90 次/min 者为阳性。

(5) 窦房结功能测定：常用经食管心房调搏方法测定。窦房结恢复时间（SNRT）>2000ms，校正窦房结恢复时间（SNRTc）>450ms，窦房传导时间（SACT）>120ms 者为阳性。

(6) 其他诊断指标：心脏电复律后，长时间不能恢复稳定的窦性心律者；房性早搏后出现长时间的窦性停搏，提示窦房结恢复时间延长；应用房性早搏测定窦房传导时间，＞120ms 者提示窦房传导障碍。

3. 治疗

（1）病因治疗：如冠心病、心肌炎等。

（2）药物治疗：如阿托品等。

（3）反复发生 Adams-Stokes 综合征者，需要安置起搏器治疗。

① 按需型心室起搏：适于老年人或伴三度房室传导阻滞的病态窦房结综合征患者。

② 房室双腔顺序起搏：适于同时存在房室传导阻滞而心功能较差者。

③ 心房起搏：适于无房室传导阻滞的病态窦房结综合征患者，尤其是慢-快综合征者。

④ 程控起搏：适于慢-快综合征的病态窦房结综合征患者。

二、预激综合征

预激综合征（preexcitation syndrome）又称 WPW 综合征，是指心电图呈预激表现，临床上有心动过速发作。心电图的预激是指心房冲动提前激动心室的一部分或全体。

1. 临床表现　预激综合征本身不引起症状。具有预激综合征心电图表现者，心动过速的发生率为 1.8%，并随年龄增长而增加。其中大约80%心动过速发作为房室折返性心动过速，15%为心房颤动。频率过于快速的心动过速（特别是持续发作心房颤动），可恶化为心室颤动或导致充血性心力衰竭、低血压。

2. 心电图特征

(1) P-R间期（实质为P-δ间期）缩短，<0.12s。

(2) QRS波群起始部粗钝，即所谓预激波或δ波。

(3) QRS波群时限延长达0.11s以上。

(4) 继发性ST-T改变。

(5) 常伴有房室折返性心动过速发作。

3. 预激旁路心电图定位

(1) 左前侧壁旁束：$V_1 \sim V_3$导联QRS主波向上，Ⅰ、aVL导联可全部呈QS型，δ波向下。

(2) 左后侧壁旁束：$V_1 \sim V_3$导联QRS主波向上，Ⅰ、aVL导联δ波可位于等电位线，或aVL导联出现q波。

(3) 左后间隔旁束：$V_1 \sim V_3$导联QRS主波向上，Ⅰ、aVL导联δ波直立，aVF导联δ波倒置或V_1导联呈rsr'。

(4) 左中间隔旁束：$V_1 \sim V_3$导联QRS主波向上，Ⅰ、aVL导联δ波直立，aVF导联δ波呈正向。

(5) 右前间隔旁束：$V_1 \sim V_3$导联QRS主波向下，V_1导联δ波负向或等电位线，aVF导联δ波呈正向。

（6）右后间隔旁束：V_1 导联 QRS 主波向下，V_1 导联 δ 波负向或等电位线，aVF 导联 δ 波呈负向，Ⅱ 导联 δ 波呈负向。

（7）右中间隔旁束：V_1 导联 QRS 主波向下，V_1 导联 δ 波负向或等电位线，aVF 导联 δ 波呈负向，Ⅱ 导联 δ 波呈正向。

（8）右前游离壁旁束：V_1～V_3 导联 QRS 主波向下，V_1 导联 δ 波正向，aVF 导联 δ 波向上。

（9）右后游离壁旁束：V_1、V_2 导联 QRS 主波向下，V_1 导联 δ 波正向，aVF 导联 δ 波向下，Ⅱ 导联 δ 波向下。

（10）右侧壁旁束：V_1～V_3 导联 QRS 主波向下，V_1 导联 δ 波正向，aVF 导联 δ 波向下，Ⅱ 导联 δ 波向上。

4. 治疗及预防　　对于无心动过速发作或偶有发作但症状轻微的预激综合征患者的治疗目前仍存在争议。如心动过速发作频繁伴明显症状，应给予治疗。治疗方法包括药物和导管消融术。

预激综合征发作正向房室折返性心动过速，可先刺激迷走神经，如无效，腺苷或维拉帕米为首选药物，也可选普罗帕酮。预激综合征患者合并心房颤动和扑动并伴有低血压或晕厥时，应立即给予同步电复律，药物可选用普罗帕酮或普鲁卡因胺，因其可以延长房室旁路不应期，维拉帕米会加快预激综合征伴房颤患者的心室率，甚至诱发室颤，故禁用。

射频消融术为预激综合征室上性心动过速发作首选的治疗方法。β受体阻滞剂、维拉帕米、普罗帕酮或胺碘酮均可以预防室上性心动过速复发。

三、特发性 Q-T 间期延长综合征

特发性 Q-T 间期延长综合征又称为长 Q-T 综合征（LQTs），心电图主要表现为 Q-T 间期延长及心室复极波形态异常，临床上多表现为无器质性心脏病患者的致死性室性心律失常，可引起患者晕厥和心脏性猝死（SCD）。

1. 发病机制

（1）特发性 Q-T 间期延长综合征是编码心肌细胞离子通道蛋白基因突变所致，是第一个被发现的遗传性离子通道病。

（2）Q-T 间期延长时，心室肌复极不均匀增加，心肌处于电不稳定状态，心肌易激期增宽，室颤阈值降低，易发生尖端扭转型室速（TDP）及室颤。

2. 临床表现

（1）特发性 Q-T 间期延长综合征在儿童或青春期（9～15 岁）最常见。

（2）主要表现为晕厥及猝死，因心室复极异常引起的快速室性心律失常所致。

（3）劳累、运动、紧张、焦虑、突然的响声等引起交感神经张力增加或应用类肾上腺能药物常可诱发，因此

也称为肾上腺素依赖性 Q-T 间期延长综合征。有晕厥的年轻运动员可能被误诊为血管迷走神经性晕厥。

（4）发作短暂及轻者可出现黑矇、眩晕。发作重者及持续时间长着可晕厥或猝死。

（5）有些患者可出现心悸、嗅觉异常、风吹面部的感觉等一系列先兆。

3. 心电图特点

（1）Q-T 间期显著延长，但 Q-T 间期变异较大，除外器质性心脏病等，目前认为男性 QTc≥440ms、女性 QTc≥460ms 均可诊断为特发性 Q-T 间期延长综合征。

（2）T 波和 u 波不易明确分辨，成为 Q-Tu 间期。

（3）Q-T 间期、Q-Tu 间期及 T 波形态经常发生变化，胸前导联 T 波通常呈双相或顿挫，提示不同区域复极化时程不同，也可出现 T 波电交替，是心电不稳的重要标志。

（4）发作时可出现室早，尖端扭转型室速、室颤等。

4. 诊断　准确识别特发性 Q-T 间期延长综合征需依赖临床和基因诊断两部分的紧密结合。

5. 治疗　LQTs 患者治疗的最终目标是预防心脏骤停和 SCD。一般来说，先天性 LQTs 患者改善生活方式（避免应用延长 Q-T 间期的药物，保持电解质平衡和避免基因特异情况或环境刺激因素）、应用 β 受体阻滞剂等药物、器械植入和左心交感神经切除术及射频消融等手术来降低心脏事件的危险性。

四、继发性 Q-T 间期延长综合征

1. 发病机制

（1）药物：包括各种抗心律失常药物，Ⅰ、Ⅱ、Ⅲ、Ⅳ类。非抗心律失常药物包括抗抑郁药、抗精神分裂药、抗高血压药、血管扩张剂等，毒品可卡因也可导致 Q-T 间期延长。

（2）电解质紊乱：低钾、低镁、低钙等。

（3）严重的心动过缓：完全性房室传导阻滞和窦房结功能不全。

（4）心脏疾病：心肌缺血、缺氧、心肌梗死、心肌炎、心脏肿瘤、心功能不全。

（5）中枢神经系统疾病：脑外伤、脑炎、脑血管意外。

（6）内分泌疾病：甲状腺功能减低、甲状旁腺功能亢进、醛固酮增多症。

（7）营养不良。

上述各种因素引起心室肌复极延迟，心肌细胞间复极时间差异性增大，导致复极不均匀，心室肌纤维弥漫性传导障碍，极易诱发广泛的折返激动，心电图出现 Q-T 间期延长，严重时发生 TDP。

2. 临床表现　反复发作晕厥。发作前大多有器质性心脏病或接受抗心律失常药物治疗史，或有心动过缓，房室传导阻滞以及低钾血症等电解质紊乱存在。

3. 预防及治疗　使用能引起 Q-T 间期延长的药物时应严密观察血钾、血镁离子变化情况及心电图变化，如果 Q-T 间期大于 500～600ms 时应停药。有低血钾症、低血镁症要尽早纠正，Q-T 间期显著延长并出现 TDP 时可给予异丙肾上腺素静脉注射，该药能提高心率，缩短 Q-T 间期，同时大剂量时能增强向外的钾离子电流，加快复极，抑制早期后除极，预防和终止 TDP 的发生。

五、短 Q-T 综合征

短 Q-T 综合征（SQTs）是单基因突变导致的，以无结构异常、短 Q-T 间期、阵发性房颤和（或）室速及 SCD 为特征的遗传性离子通道疾病，是一种新的临床猝死综合征。其离子和电生理机制为突变导致多种外向离子通道功能增强或内向离子通道功能减弱，导致复极速度加快，动作电位时限、心房和心室有效不应期缩短及易损性增加，表现为心电图的 Q-T 间期和 ST-T 缩短。

1. 临床表现　患者表现为发作性心悸、晕厥、房颤、室性心动过速、室颤，可呈家族性发病，常有猝死家族史。

2. 心电图特征　Q-T 间期明显缩短为其特征，

Q-Tc≤300ms，发作性室性心动过速前后特别明显。

3. Q-T 间期变化的评估　Gussak 提出采用实测 Q-T 间期与预测的 Q-T 间期（Q-Tp）的比例来评价 Q-T 间期的变化。Q-Tp（ms）＝656/（1＋心率/100）。当 Q-T 间期小于 Q-Tp 的 88%时即判为 Q-T 间期缩短，小于 Q-Tp 的 80%时为明显缩短。

4. 诊断　临床见到 Q-T 间期 320～350ms 者，应考虑到短 Q-T 综合征的可能，可按以下步骤进行诊断。

（1）排除心外性短 Q-T 间期的常见原因，如高钙血症、洋地黄作用、发热、高血钾、酸中毒。

（2）追问病史，注意有无心悸、头晕、晕厥发作。

（3）追问家族史，注意有无猝死家族史，家族中有无一级亲属患短 Q-T 综合征。

（4）对高度可疑病例进行 24h 动态心电图监测，注意：①Q-T 缩短是否与心率无关，心率慢时 Q-T 间期是否仍然缩短；②有无一过性心律失常，特别是房颤、室速、室颤。

（5）超声心动图和磁共振成像检查排除器质性心脏病。

（6）进行心脏电生理检查，测定心房、心室不应期，注意其是否明显缩短，程序刺激是否能诱发房颤和室速、室颤。

5. 治疗　目前认为 ICD 植入是首选治疗措施，另外可给予药物治疗，药物通过增加不应期来延长 Q-T 间期和预防心动过速，如Ⅰa类的奎尼汀和Ⅰc类的氟卡尼等，还可通过射频消融来消除心律失常事件的发生，但其效果还有待观察。

六、Brugada 综合征

Brugada 综合征（Brs）由编码离子通道基因突变引起特定离子通道功能异常而导致特征性的心电图改变和临床症状的综合征，其离子和电生理机制为内外向电离子流失衡和跨壁离散度增大。此病多发生于 40 岁左右的青中年人，常引起室性心动过速、心室颤动及心源性猝死。

1. 心电图特点

（1）类似完全性或不完全性右束支传导阻滞图形的巨大 J 波。

（2）$V_1 \sim V_3$ 导联 ST 段抬高，形态既不同于心肌梗死时的弓背向上，又不同于急性心包炎的凹面向上，呈"尖峰状"，然后急剧下降，心肌酶谱多为正常，心电图可因心率变化或药物作用发生改变。2002 年欧洲心脏病协会公布了建议诊断标准，并将 Brugada 综合征心电图复极异常表现分三型，同一患者心电图可在 3 型中相互转换。

（3）Brugada 综合征心电图复极异常表现三型的特

点。Ⅰ型：J点抬高≥2mm，T波负向，ST-T形态呈穹窿形，ST段终末部分下斜形抬高；Ⅱ型：J点抬高≥2mm，T波正向或正负双向，ST-T形态呈马鞍形，ST段终末部分≥1mm；Ⅲ型：J点抬高≥2mm，T波正向，ST-T形态呈马鞍形，ST段终末部分＜1mm。

（4）Q-T间期正常。

（5）常规和动态心电图可查见多源性室早、短阵室速。

（6）晕厥发作时心电图记录为持续性多形性室速，但无尖端扭转现象，室速多由R onT室早引发。

2. 电生理检查

（1）多数患者希氏束电图H-V间期延长，说明存在一定的传导异常。

（2）少数患者窦房结恢复时间延长。

（3）心室程序控制刺激可诱发多形性室速，进而发生室颤，但异丙肾上腺素对此无明显影响。

3. 诊断要点　除外器质性心脏病，除外引起右胸导联（$V_1 \sim V_3$）ST段抬高的其他原因，至少有两个右胸导联表现为Brugada综合征心电图Ⅰ型，可以是自发的，也可以是药物诱发。同时，至少符合以下一项临床诊断标准即可确诊。

（1）反复发作性心源性晕厥、癫痫发作、心律失常相关症状、夜间濒死呼吸。

（2）既往记录有明确的室性心律失常。

（3）家族史：家族成员＜45 岁发生心源性猝死。

4. 治疗　　ICD 植入是目前惟一被证实可预防 Brs 患者 SCD 的治疗方法，β 受体激动剂异丙肾上腺素通过激动 β 受体，增加钙离子内流，减轻复极期离子流的失衡，是 Brs 急症使用的首选药物。射频消融术的治疗时机及疗效仍有待进一步观察。

七、雷诺综合征

雷诺综合征是指因受寒冷或紧张的刺激后，指端细动脉痉挛，使手指（足趾）皮肤突然出现苍白，相继出现皮肤变紫、变红，伴局部发冷、感觉异常和疼痛等短暂的临床现象。

1. 诊断要点

（1）多见于青年女性，女性发病率较男性约高 10 倍。

（2）大部分两侧对称性发作。

（3）受累部位多为手指，而足趾甚为少见。

（4）发作由寒冷或情绪激动所诱发。

（5）发作时手指肤色变白，继而发绀，常先从指尖开始，以后波及整个手指，甚至手掌。伴有局部冷、麻、针刺样疼痛或其他异常感觉，发作持续数分钟至 10 多分钟后自行缓解，皮肤转为潮红而伴有烧灼、刺痛感，然后转为正常色泽。局部加温、揉擦、挥动上肢等可使发作停止。

(6) 无坏死或只有很小的指（趾）端皮肤坏死。

(7) 结合激发试验和指动脉压测定有助于诊断。

2. 治疗　应视病情而定。病轻者只需要保暖，严防冻伤，避免皮肤损伤，避免过度劳累和精神紧张。患者戒烟。患者反复发作且无指尖萎缩者，加用钙通道阻滞剂，如硝苯地平、地尔硫䓬等；若反复发作且伴指尖萎缩，但无开放性溃疡发生时，除钙离子拮抗剂外，加用影响交感神经活性的药物，如哌唑嗪、盐酸苯苄胺等；若反复发作且伴指尖萎缩，并有开放性溃疡或坏死者，可静脉滴注血管扩张药前列腺素。药物治疗无效的严重病例，可行交感神经节封闭或切除术治疗，但长期疗效不肯定。

八、特纳综合征

特纳综合征通常指患者具有心绞痛或类似于心绞痛的症状，运动平板试验出现 ST 段下移而冠状动脉造影无异常。

1. 病因尚不清楚，一部分患者在运动负荷试验时心肌乳酸增多，提示心肌缺血。另外，交感神经占主导地位的自主神经功能失调、微血管灌注功能障碍、痛觉阈值降低，均可引起本病。

2. 临床表现

（1）本综合征多见于中年以上女性。

（2）心绞痛可由劳累或情绪激动诱发，其特点是疼痛较为严重且持续时间长，可超过 30min，这是由于收缩异常的小动脉远侧心肌组织代谢性腺苷增多之故。

（3）胸痛于含服硝酸甘油后迅速缓解。

3. 辅助检查

（1）静息心电图可正常，发作时呈 ST 段水平下移及 T 波改变，20%的患者运动负荷试验阳性。

（2）超声心动图未见心腔扩大及室壁肥厚和节段运动异常。

（3）核素心肌灌注显影有心肌缺血征象。

（4）心脏 X 线检查各房室不大，左心室造影正常，冠状动脉造影正常。

（5）血管内超声多普勒血流测定显示可有冠状动脉内膜增厚，早期动脉粥样硬化斑块形成及冠状动脉血流储备降低。

4. 治疗　本病无特异治疗，β受体拮抗剂和钙离子拮抗剂均可以减少胸痛发作次数，硝酸甘油可以改善部分患者的症状，但一般不能提高患者的运动耐量。

九、马方综合征

1. 临床表现

（1）骨骼：前胸畸形，特别是非对称鸡胸与漏斗胸；不是由脊柱侧凸引起的肢体细长症；蜘蛛指（趾）；脊柱畸形，脊柱侧凸，胸往前凸或胸往后凸；高体型，特别是与未受影响的Ⅰ级亲属相比；高、窄腭弓和牙拥挤；髋臼前凸；四肢关节可动性异常，先天性收缩过度可动性。

（2）眼：晶体脱位；角膜扁平；眼球轴延长；视网膜剥离；近视。

（3）心血管：升主动脉扩张；主动脉夹层动脉瘤；主动脉瓣关闭不全；由二尖瓣脱垂所致的二尖瓣关闭不全；二尖瓣环钙化；二尖瓣脱垂；腹主动脉瘤；心律失常；心内膜炎。

（4）肺：自发性气胸；肺尖大泡。

（5）皮肤与包膜：膨胀性萎缩纹；腹股沟疝；其他疝（脐、横膈、切口）。

（6）中枢神经系统：硬脊膜膨出为主要表现；腰骶脊膜膨出，脑池扩张；学习能力差（语言行为分离）；过度活动伴或不伴注意力缺陷。

（7）遗传学：常染色体显性遗传，$25\%\sim30\%$为散发病例。

2. 诊断

（1）在Ⅰ级亲属中无肯定受累者：骨骼和最少两个其他系统受累；最少一个主要表现。

（2）在Ⅰ级亲属中最少一个受累者：最少两个系统受

累；最少一个主要表现。

（3）在不补给维生素 B_6 时做尿液氨基酸分析，除外同型胱氨酸尿症。

3. 分型

（1）临床分型

① 完全型（典型）：同时具备骨骼、眼、心血管三主征。

② 不完全型（非典型）：只具备各三主征一至两项。

（2）遗传学分型

① 家族性：是上代致病基因遗传所致。

② 散发性：是基因突变，亦可是上代致病基因未外显。

十、艾森曼格综合征

1. 发病机制　在形成艾森曼格综合征的左至右分流的先天性心脏病中，原来的左至右的分流量大，导致肺循环的血流量显著增多，肺动脉、右心房与右心室均增大，逐渐的引起肺动脉高压，待其肺动脉压力等于或超过体循环压力后，使原来的左至右的分流转变为双向分流或右至左分流。而肺动脉压力高至足以使原来的左至右分流转变为右至左分流，多发生在 6～12 岁或更晚。

2. 临床表现　可出现在儿童期或青少年期。发绀早期不太重，可能只出现在劳累后。发绀出现的部位，因畸形的种类不同而不同。室间隔缺损的发绀为全身性；动脉导管未闭的发绀,下半身重于上半身,左上肢重于右上肢,即所谓差异性发绀。以后逐渐出现劳累后呼吸困难、乏力、胸痛、晕厥等症状,可突然死亡。其体征除发绀和杵状指(趾)体,还有原发病并发肺动脉高压的体征。如室间隔缺损时,心脏听诊在肺动脉瓣区常有收缩期喷射音,第二心音分裂,有时胸骨左缘出现舒张期吹风样杂音(Graham-steel 杂音)。原来胸骨左缘第 3、4 肋间的全收缩期杂音消失或极轻,发生右心衰竭者可出现三尖瓣相对性关闭不全的收缩期杂音。

3. 辅助检查

(1) X 线:可见右心室增大,肺总动脉凸出,肺野血管影增加;晚期病例则肺门血管影粗大,而肺野血管影反而变细,呈残根样改变。

(2) 心电图:右心室肥大及劳损,可有右心房或左心室肥大的变化。

(3) 超声心动图:通过声学造影,可协助判断右向左的分流水平。尤其是彩色多普勒的应用,对复杂的先天性畸形帮助甚大。

(4) 心导管检查:可有肺动脉高压,动脉血氧饱和度降低等。但一般来讲,当先天性心脏病引起艾森曼格综合征,临床上出现发绀时,已经失去了手术机会,故一般不做心导管检查。

4. 治疗　惟一有效的治疗方法是进行心肺联合移植

或肺移植的同时修补心脏缺损。

十一、上腔静脉阻塞综合征

1. 发病机制　引起本征的原因很多，凡是纵隔的肿瘤、炎症、血管本身栓塞，均可引起上腔静脉阻塞。其中以支气管肺癌最常见，其次是纵隔障碍或纵隔炎症。较少见由上腔静脉栓塞引起的体征。由于上腔静脉血液回流受阻，导致头部及上肢水肿，且可与奇静脉、乳内静脉、胸外侧静脉及椎静脉、椎间静脉形成侧支循环。其中侧支循环在表浅静脉者可见到静脉曲张。

2. 诊断要点

(1) 头面及上肢水肿。

(2) 上肢静脉压升高。

(3) 胸腔壁静脉曲张，血流向下。

(4) 气急，且于弯腰、平卧时头沉头胀，经站立则减轻。

(5) Hus-sey 握拳试验阳性。

(6) 束胸带试验阳性。

(7) 矛盾现象：做静脉压测定时，正常人液平面在吸气时下降，呼气时上升。本征与此相反。

(8) X 线、胸部 CT、上腔静脉造影等检查，可明确阻塞的部位、性质、范围和侧支循环形成情况。

（王　东　郭小朋）

第十五章 心脏病 X 线影像读片

一、心脏 X 线片的解剖与诊断

后前位片：心左缘由上至下分为三个弓段，即主动脉结，肺动脉段稍凹或平直，左心室段；心右缘由上至下分为两个段，即上腔静脉和右心房。（图 15-1）

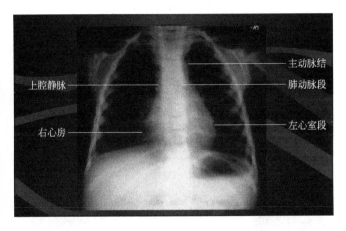

图 15-1 后前位片

右前斜位片主要观察左心房、肺动脉主干和右心室（图 15-2）。

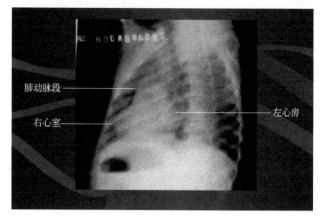

图 15-2　右前斜位片

左前斜位片主要观察左心室、右心房、右心室和主动脉弓（图 15-3）。

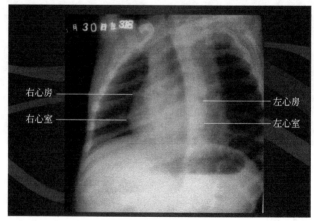

图 15-3　左前斜位片

二、各房室增大的 X 线表现

（一）左心室增大的 X 线表现（图 15-4）

（1）心尖向左下方延伸。左心室段延长、圆隆并向左扩展。

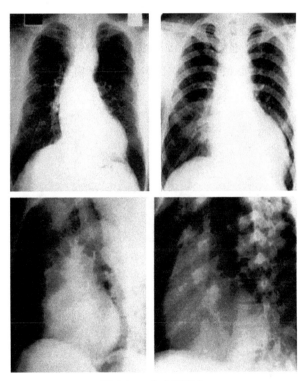

图 15-4　左心室增大

（2）左前斜 60°时，左心室仍与脊柱重叠，室间沟前移。

（3）左侧位，心后下缘向后增大，膈上食管前间隙及心后膈上脊柱前间隙变窄甚至消失。

常见的疾病有高血压、主动脉缩窄、主动脉瓣关闭不全、二尖瓣关闭不全、动脉粥样硬化等。

（二）右心室增大的 X 线表现（图 15-5）

（1）右心缘下段向右膨突，最凸点偏下，心尖圆隆上翘。

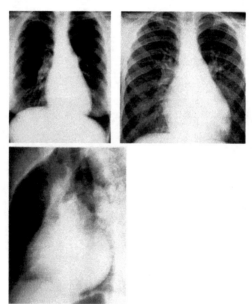

图 15-5　右心室增大

（2）肺动脉段膨凸。

（3）相反搏动点下移。

（4）右前斜位，心前缘下段膨隆，心前间隙变窄甚至消失。

（5）左前斜位，右室膈段增长，室间沟后上移。

常见疾病有风心病二尖瓣狭窄、慢性肺部疾病伴肺水肿、动脉导管未闭、高原性心脏病等。

（三）左心房增大的 X 线表现（图 15-6）

（1）食管中段受压后移。

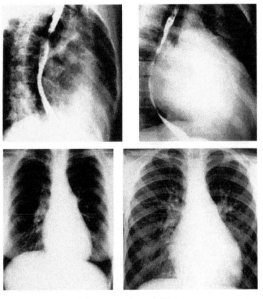

图 15-6 左心房增大

（2）心右缘出现增大的左心房右缘形成的弧影，心底部双房影。

（3）心左缘可见左心耳突出形成的第三弓影。

（4）增大的左心房使左主支气管上移、变窄。

常见疾病有风心病二尖瓣狭窄或关闭不全、各种原因引起的左心室衰竭、动脉导管未闭。

（四）右心房增大的X线表现（图15-7）

（1）左前斜位，心缘右心房段延长超过心前缘长度的一半以上，膨隆、并与心室段成角。

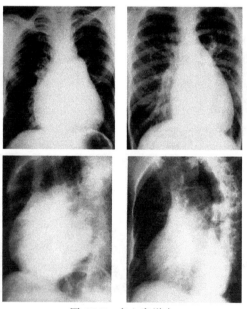

图 15-7　右心房增大

（2）后前位，心右缘下段向右扩展、膨隆，最突点位置偏高。

常见疾病有房间隔缺损、三尖瓣下移、三尖瓣关闭不全、右心室衰竭。

三、常见心脏病的 X 线表现

（一）单纯二尖瓣狭窄 X 线表现（图 15-8）

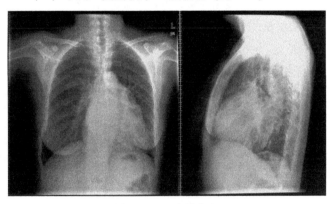

图 15-8　二尖瓣狭窄

（1）心脏增大，左心房和右心室增大，后前位胸片上右心房边缘的后方有一密度增高影（双心房影），右前斜位吞钡可见增大的左心房压迫食管下段。

（2）主动脉结变小，主要原因是左心室血液排出量减少，主动脉发育障碍或心和大血管向左旋转时，主动脉弓折叠。

（3）左心室缩小，心尖位置上移，心左缘下段较平直。

（4）二尖瓣瓣膜有时可见钙化，系直接征象。

（5）肺淤血和间质性水肿，小叶间的液体聚集在基部产生线性条纹，延伸至胸膜，称为 Kerley B 线。上肺静脉扩张，下肺静脉变细。有时肺野内出现直径 1～2mm 大小的颗粒状密度增高影，为含铁血黄素沉着。

心脏呈二尖瓣型，左心耳增大，肺动脉段突出，右心房不大。

（二）二尖瓣关闭不全 X 线表现（图 15-9）

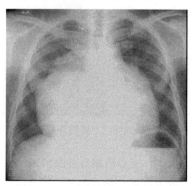

图 15-9 二尖瓣关闭不全并狭窄

（1）右前斜位 右心室增大，肺动脉段膨隆，心前间隙变窄，左心房增大。

（2）后前位 心影增大，呈二尖瓣型，右心室增大，肺动脉段突出，左心耳增大，出现第三弓，有肺淤血表现。

（3）左前斜位　右心室增大，左心房、左心室增大。

心脏增大呈二尖瓣型，右心室增大，肺动脉段突出，全心增大，有肺淤血。

（三）**慢性肺源性心脏病X线表现**（图15-10）

（1）肺动脉高压，其出现早于心脏形态的改变。

（2）右心室增大，心脏呈二尖瓣型，心胸比率大于正常者不多，部分病例比正常为小，与肺气肿、膈低位等因素有关。左心室如增大则常为心力衰竭所致。右心房增大常由于右心室压力增高，右心房排血困难所致。

（3）肺部慢性病变，有慢性支气管炎，广泛肺组织纤维化及肺气肿等表现。

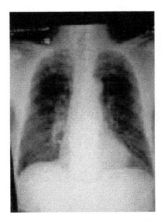

图15-10　慢性肺源性心脏病

心脏呈二尖瓣型，右心室增大，肺动脉突出，但无左心耳增大。肺动脉扩张，尤以右下肺动脉为明显，说明有肺动脉高压。肺纹理增强，膈平面低，说明有慢性支气管炎和肺气肿。

（四）心包积液 X 线表现（图 15-11）

（1）心包积液在 300mL 以下者，心影大小和形态可无明显改变，X 线胸部检查难以发现。中等量积液，液体从心包腔最下部分向两侧扩展，后前位可见心缘正常弧段消失，心影向两侧普遍扩大，呈烧瓶状或球形。

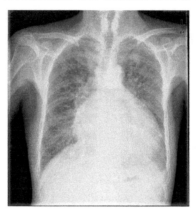

图 15-11　心包积液（后前位）

（2）体静脉向右心房的回流受阻，致使上腔静脉增宽。

（3）由于心包在心底部的附着处高于心与大血管的交界处，心影的增大可向上越过心与大血管交界水平，使主动脉影缩短。

（4）心缘搏动减弱或消失，而心包外的主动脉搏动正常。

（5）右心房、右心室血量的减少使肺纹理减少或不显。如合并左心衰竭，则有肺淤血表现。

心影向两侧普遍增大，心缘正常弧段消失，上腔静脉增宽，主动脉影缩短，肺纹理增多。

（五）缩窄性心包炎 X 线表现（图 15-12）

（1）心影大小正常或轻度增大，也可中度增大，增大的原因为心包增厚、心包腔内少量积液或心室舒张障碍，使右心房压力升高而出现右心房增大。

（2）由于心包增厚粘连，心影边缘不规则、变直，各弧分界不清，心底部横径增宽，心影常呈三角形或近似三角形，亦可呈球形或其他形状，有时由于右心房增大，使心右缘呈一个大弧，而心左缘则平直。

（3）心脏和大血管搏动与心包增厚的程度有关，增厚部位搏动减弱，但在心包增厚不显著的部位，心脏可局部膨大，搏动明显增强。

（4）心包钙化是缩窄性心包炎的特征性表现，钙化可呈蛋壳状、带状、斑片状和结节状等。钙化多分布于房室沟、右心房室的周围、右心室的胸骨面及膈面等处。其次为左心室除心尖以外的部位。一般钙化不易在后前位上发现，切线位用高千伏摄影最有效，可选择侧位或斜位投照。

（5）由于静脉压升高，致上腔静脉扩张。

（6）左心房压力增高时，出现肺淤血现象。

（7）胸膜也可能增厚、粘连。

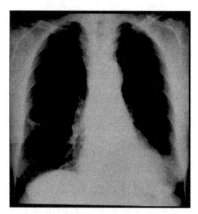

图 15-12　缩窄性心包炎

心影缩小，心右缘平直，心左缘各弧分界不清，未见钙化。

（六）**扩张型心肌病 X 线表现**（图 15-13）

心影增大，以向左侧增大明显，主动脉球较小。

早期心脏大小和形状可以正常，以后中至高度增大，扩张型心肌病一般为双心室增大，但以左心室增大显著；心搏动普遍减弱；肺血管纹理正常或增多，心力衰竭时，有肺静脉高压表现，肺血再分配与间质性水肿等；主动脉球一般不增大，有时因心搏出量减少而缩小，或因心脏增大而相对缩小。继发性心肌病，病变好转后，心影恢复正常。心血管造影显示心脏扩张，对比剂滞留，收缩功能普遍减弱，肥厚型心肌病者可见由于肌部间隔肥厚所致左心室流出道呈倒锥形狭窄，心腔缩小。

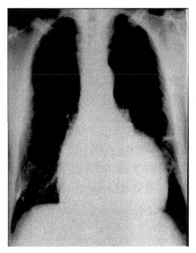

图 15-13　扩张型心肌病

（王娟 石斗飞）

第十六章 心血管内科常用临床操作

一、深静脉穿刺术

临床上深静脉穿刺术最常用的部位是股静脉、颈内静脉和锁骨下静脉。

1. 股静脉穿刺术

(1) 适应证：外周静脉穿刺困难，无法采集血标本者；急救时无法采用周围静脉给药，加压输液、输血等；用于经皮心导管介入性诊疗。

(2) 器械：无菌干燥注射器，无菌手套，消毒盘，采集血标本试管等。

(3) 操作步骤

① 患者仰卧，下肢伸直稍外旋、外展；

② 局部用碘酒、乙醇消毒；

③ 术者戴无菌手套或用碘酒、乙醇消毒左手示、中指（紧急情况下才用），站于穿刺侧，于腹股沟韧带中点下 2～3cm 股动脉搏动最明显处内侧 0.5～1.0cm 处，分开左手示、中指固定其上下端；

④ 右手持注射器，从股动脉内缘垂直或与皮肤呈 30°～45°角刺入股静脉，抽得暗红色静脉血后，用左手固

定针头，右手抽血、给药或插入心导管做有关诊疗技术；

⑤术毕或抽血、给药后拔针，用无菌纱布按压穿刺点3～5min，嘱患者屈曲大腿观察至局部无出血。若行插管术，以穿刺针穿刺后，置入导引钢丝，用扩皮器沿导引钢丝扩皮，沿导引钢丝置入导管，拔出导引钢丝，进入长度约12cm，回抽血流通畅，肝素盐水封管，然后缝合固定，穿刺点压迫15min。

（4）注意事项：严守无菌操作规程；穿刺时不易过浅或过深，若过深应逐步退针，并一边抽吸，若抽出暗红色血液立即固定好针头；若抽出血液呈鲜红色和/或针头、注射器有搏动感，表示已穿入股动脉，应拔出针头，并做好局部按压，以免出血，另行穿刺。

2. 颈内静脉穿刺术

（1）适应证：基本同股静脉穿刺术。

（2）器械：同股静脉穿刺术，若行插管术，应备中心静脉置管包、硅胶管、无菌洞巾及无菌巾、输液装置、缝针及丝线，局麻药如利多卡因等。

（3）操作步骤

①患者仰卧，头后仰并呈低于躯干20°～30°角，肩下垫一小枕垫，并嘱放松肌肉；

②做右侧穿刺时，嘱患者头偏向左侧，反之，偏向右侧；

③术者戴手套，常规消毒颈部皮肤3遍，铺上洞巾或

无菌巾，以胸锁乳突肌胸骨端和锁骨端以及锁骨所形成的三角形的顶点，颈总动脉搏动外侧旁开 0.5～1.0cm 处为穿刺点，1% 利多卡因局麻后，右手持注射器，穿刺针与冠状面呈 20°夹角，细针长轴指向同侧乳头或锁骨中内 1/3 交界处，一边进针一边回抽，当抽到回血后固定好针头，采集标本。若行插管术，以穿刺针穿刺后，置入导引钢丝，用扩皮器沿导引钢丝扩皮，沿导引钢丝置入导管，拔出导引钢丝，进入长度约 12cm，回抽血流通畅，肝素盐水封管，然后缝合固定，穿刺点压迫 15min。

（4）禁忌证：穿刺部位皮肤或静脉有炎症或血栓形成者；有出血倾向者慎用。

（5）注意事项：同股静脉穿刺；注意不要误伤颈总动脉，一旦误刺，应立即拔针，局部压迫止血。

3. 锁骨下静脉穿刺术

（1）适应证：同股静脉穿刺；需长期静脉输液者；行中心静脉压测定，肺动脉插管或心血管造影术；安置心内起搏器。

（2）器械：锁骨下静脉穿刺包，内有锁骨下静脉穿刺针、7 号针头、血管钳、剪刀、射管器、治疗弯盘、缝皮针、丝线、纱布、10mL 注射器、静脉切开针头、管塞或帽、洞巾等，射管器、硅胶管、16 号采血针和特制注射器；无菌手套、消毒盘、静脉输液装置；导管或心内起搏器装置；有关药物，即麻醉剂及急救药品等。

（3）操作步骤

① 患者去枕仰卧，背部垫一软枕，头转向对侧，若遇心力衰竭或肺水肿者，可采取半坐卧位；

② 局部消毒，术者戴无菌手套、铺巾，经锁骨下穿刺，可从锁骨下缘的外中 1/3 交界处下方 1cm 处，相当于锁骨拐角处，用龙胆紫标记，局麻后进针，针尖应指向喉结下方，胸骨上凹 2～3cm 处，可微调方向，进针时注意针尾不要上抬，一般进针 3～5cm，一边进针，一边回吸，当进针阻力突然减小时，并回抽到血，证明穿刺成功；

③ 固定好针头，采集标本，若行插管术，以穿刺针穿刺后，置入导引钢丝，用扩皮器沿导引钢丝扩皮，沿导引钢丝置入导管，拔出导引钢丝，进入长度约 12cm，回抽血流通畅，肝素盐水封管，然后缝合固定，穿刺点压迫 15min；

④ 若做心导管或安置起搏器，则将有关导管或起搏电极从尾管插入后，退出穿刺针，做相应检查。

（4）禁忌证：穿刺局部感染；有明显的肺气肿、胸廓畸形、凝血功能障碍。

（5）注意事项：无菌操作；熟悉锁骨下静脉局部的解剖关系，操作轻巧，严防气胸、血胸、气栓、损伤胸导管等并发症。

二、股动脉穿刺术

1. 适应证

（1）用于抢救危重患者，休克、心脏骤停、经股动脉注入高渗葡萄糖溶液、输血或急救药品。

（2）动脉血气分析，采集动脉血标本。

（3）危重患者静脉采血困难者。

（4）左心导管、冠脉造影、左心室造影、PCI 等介入性诊疗技术。

2. 器械　无菌注射器、针头、无菌手套、敷料、消毒盘、治疗盘，有关急救药品。

3. 操作步骤　大致同股静脉穿刺术。不同点为：

（1）穿刺点位于股动脉搏动处，刺入后针尖有搏动感，且可见鲜红色血液迅速喷射入注射器内。

（2）穿刺成功后，一手固定针头，另一手迅速推注药物，如采血，按需抽取血液；或将诊疗导管送入，进行有关的心血管介入诊疗操作。

（3）迅速拔针，局部压迫止血 5min。

4. 禁忌证　同股静脉穿刺。

5. 注意事项

（1）严格无菌操作。

（2）避免针头在血管内移动，以免损伤血管壁导致血栓形成。

（3）禁忌注射强烈血管收缩剂，如去甲肾上腺素。

三、静脉切开术

1. 适应证

(1) 需要静脉输液而周围静脉穿刺有困难时。

(2) 急需在短期内输入大量液体而静脉穿刺输液速度不能满足需要时。

(3) 患者烦躁不安、治疗不合作、静脉穿刺针无法持久固定时。

(4) 抢救危重休克、大出血或大手术需测定中心静脉压时予以静脉切开插管，测压、输液两者兼用时。

2. 器械

(1) 常规消毒治疗盘一套。

(2) 无菌静脉切开包、塑料管或硅胶管、静脉输液器、无菌手套。

(3) 1%～2%普鲁卡因或利多卡因、2～5mL注射器、绷带、围屏、输液架、地灯。

3. 操作步骤

(1) 备齐用物携至床前，向患者做好解释，并使光线充足，以围屏遮挡患者。

(2) 选用内踝，应使术侧下肢外旋，铺好橡皮巾、治疗巾，避免污染床单。

(3) 协助术者常规消毒皮肤，打开静脉切开包，戴无菌手套，铺无菌洞巾，进行局部麻醉。

(4) 在内踝前上方约 3cm 处，做皮肤横切口，长

1.5～2cm。

（5）切开皮肤后，用小弯止血钳分离皮下组织，并将静脉分离出来，用止血钳在静脉下方穿过 2 条细丝线，一条丝线结扎静脉远侧，另一条丝线置于近侧，暂不结扎。

（6）牵引静脉远侧结扎线，提起静脉，用小剪刀在静脉上做 V 形切口（勿切断血管），要求切开静脉周径 1/2～1/3 迅速将连接于输液瓶橡皮管上的塑料管，排尽空气后，插入静脉的切口内。

（7）将近端丝线结扎（松紧适度）固定塑料管于静脉腔间，观察液体输入是否通畅，局部有无肿胀或血管有无穿、破等现象。

（8）剪断远端和近端结扎的线头，用丝线缝合皮肤切口，塑料管用胶布固定，创口处覆盖无菌纱布，用绷带包扎，必要时用夹板固定肢体。

（9）安置患者舒适卧位，整理单位及用物，并做好记录。

（10）停止输液后，拔出导管，局部消毒，覆盖无菌纱布，胶布固定。

4. 注意事项

（1）严格无菌操作，防止发生静脉炎、栓塞、感染等。

（2）塑料管留置时间不宜过长，一般为 3～5d。

（3）切口不宜太大、太深。

（4）观察静脉切口局部情况，若有静脉炎发生，应立即拔出导管，抬高患肢，局部热敷，并给抗生素治疗。

四、动脉切开术

1. 适应证

（1）重度休克须行动脉输血者。

（2）施行某些特殊检查，如心血管检查、造影术、体外循环等。

（3）需直接监测动脉血压者。

2. 用品及准备　无菌静脉切开包，清洁盘及常规消毒用品，输液器材。

3. 操作步骤　以桡动脉为例。

（1）患者仰卧，术侧上肢外展外旋，局部消毒、铺巾和麻醉同静脉切开术。

（2）于腕部沿桡动脉径路做一长 2～3cm 直切口或横切口。用小弯止血钳分离出桡动脉。

（3）若行动脉输血，可将针头直接刺入动脉，进行加压输血。

（4）若行导管插入者，则在动脉下穿过细丝线 2 根，用 1 根先结扎动脉远侧，暂不剪断丝线，留作牵引用。

（5）牵引远侧丝线将动脉提起，再用近侧丝线提起动脉，在其远侧将动脉剪一小口，迅速插入导管，结扎近侧丝线，固定导管。接上输液装置，即可开始输液、输血。

（6）剪去多余丝线，缝合皮肤切口。

（7）输液完毕后，拔除穿刺针或导管。动脉切开者，尽量将切口缝合修补或予结扎。缝合皮肤切口，覆盖无菌纱布，以绷带加压包扎。

4. 禁忌证　动脉周围皮肤有炎症、动脉血管栓塞或有出血倾向者。

5. 注意事项

（1）切口不可太深，以免损伤血管。

（2）分离动脉时勿将其伴行的静脉误以为动脉，动脉壁较厚，多能扪及搏动。

（3）分离动脉时勿损伤桡神经。

（4）禁忌向动脉内注射去甲肾上腺素等血管收缩药，因会引起动脉痉挛、肢体坏死等。

（5）术毕，应尽量行动脉血管切口修补术，以免导致肢体缺血坏死。

（6）上肢动脉切开术应尽量选择左侧。

五、中心静脉压测定术

1. 适应证

（1）严重创伤、各类休克及急性循环功能衰竭等危重患者；

（2）需要接受大量、快速补液的患者，尤其是心脏病患者；

（3）各类大、中手术，尤其是心血管、颅脑和腹部手术；

（4）需长期输液或接受完全肠外营养的患者。

2. 禁忌证

（1）穿刺或切开局部有感染；

（2）凝血功能障碍。

3. 器械 清洁盘，静脉切开包1件，无菌深静脉导管（硅胶管或塑料管，单腔、双腔或三腔），穿刺针，导引钢丝，中心静脉测压装置（包括带刻度的测压管、三通开关等），以及输液导管。有条件的医院可用压力传感器连接至多功能监测仪上，显示压力波形与记录数据。

4. 操作步骤

（1）患者仰卧，选好静脉插管部位，常规消毒皮肤，铺无菌洞巾。

（2）局部麻醉，通常用2%利多卡因进行局部浸润麻醉。

（3）右侧颈内静脉穿刺插管法：先找出右侧胸锁乳突肌的锁骨头、胸骨头与锁骨构成的三角区，以该区顶部为穿刺点；肥胖者，可选择锁骨上缘3cm与颈前正中线旁3cm的连线交点作为穿刺点。穿刺针与冠状面呈30°向下向后向外进针，指向胸锁乳突肌锁骨头内缘、锁骨上缘后方。边进针边回抽，当刺入静脉时，有阻力骤然减少的感觉，并有回血顺利吸出，再进2～3cm，以保证针尖处于适当位置。取下注射器，迅速用手指抵住针头，以防止空气栓塞。把选好的硅橡胶管或塑料管迅速地经穿刺针送入颈内静脉直达上腔静脉，导管的另一端链接一盛有生理盐水的注射器，一边注射一边插管，插入深度约 15cm。

（4）右侧颈外静脉穿刺插管法：头低脚高位（身体倾斜约 20°），以吸气时颈外静脉不完全塌陷为准，用粗针头连接 10mL 注射器进行静脉穿刺，向心方向插入导管至右侧第 2 肋胸骨旁，长度 12～15cm。应避免空气进入静脉造成空气栓塞。

（5）锁骨下静脉穿刺插管法：患者仰卧位，穿刺侧上臂外展 80°～90°。用 10mL 注射器盛生理盐水 4～5mL，连接 13 号或 14 号针头，在锁骨内 1/3 交界处下方 1cm 处，与胸壁皮肤呈 20°～30°进针，针头朝向胸锁关节，进针约 3cm，可回抽大量暗红色血液，注入液体局部不肿。取下注射器，用手指堵住针头，迅速插入导管。插管深度左侧为 12～15cm，右侧为 10cm。

（6）大隐静脉插管法：在腹股沟韧带下方 3cm 处，股动脉内侧 1cm 处，做长 3～4cm 纵向切口。暴露和切开大隐静脉后，插入导管。导管深度为自切口至剑突上 3～4cm，成人 40～50cm。若遇阻力，可稍退管，调整方向后，再行插入。

（7）中心静脉压测定装置：用直径 0.8～1.0cm 的玻璃管和刻有 cmH_2O 的标尺一起固定在输液架上，接上三通管与连接管，一端与输液器相连，另一端连接中心静脉导管。有条件可用心电监护仪，通过换能器、放大器和显示仪，显示压力波形与记录数据。插管前应将连接管及静脉导管内充满液体，排空气泡，测压管内充满液体，并使液面高于预计的静脉压。

(8) 测压：将测压计的零点调到右心房水平，如体位有变动则随时调整。操作时先使输液瓶内液体充满测压管到高于预计的静脉压之上，然后关闭输液管夹子，再使测压管与静脉管相通，则测压管内的液体迅速下降，到一定水平不再下降时，观察液面在量尺上的相应刻度数，即为中心静脉压的高度。不测压时，使输液瓶与静脉导管相通，关闭测压管，继续补液。每次测压倒流入测量管内的血液需要冲洗干净，以保持静脉导管的通畅。

5. 注意事项

(1) 操作时必须严格无菌。

(2) 测压过程中发现静脉压突然出现显著波动性升高，提示导管尖端进入右心室，因心室收缩时压力明显升高所致，应立即退出一小段后再测。

(3) 导管阻塞无血液流出，应用输液瓶中液体冲洗导管或变动其位置；若不通畅，则用肝素液或 3.8% 枸橼酸钠溶液冲洗。

(4) 测压管留置时间一般不超过 5d，时间过长易发生静脉炎或血栓性静脉炎。因此，留置 3d 以上时，需要抗凝剂冲洗，以防血栓形成。

（5）低血压时如中心静脉压＜5cmH$_2$O，提示有效血容量不足，可快速补液或补血浆，使中心静脉压升高至6～12cmH$_2$O。低血压但中心静脉压高于12cmH$_2$O，应考虑有心功能不全的可能，可用增加心肌收缩力的药物，如多巴胺、多巴酚丁胺等，并控制入量。中心静脉压高于15～20cmH$_2$O提示有明显的右心功能不全，且有发生肺水肿的可能，需应用快速利尿剂及洋地黄类药物。此外，低中心静脉压亦可见于败血症、高热等所致血管扩张的状态。必须指出，评价中心静脉压高低的意义，应当从血容量、心功能及血管状态三方面考虑。当血容量不足而心功能不全时，中心静脉压可以正常，故需要结合临床，综合判断。

六、心包穿刺术

1. 适应证　原因不明的大量心包积液，有心脏压塞症状需进行诊断性或治疗性穿刺者。

2. 禁忌证　以心脏扩大为主而积液量少的患者。

3. 器械　胸腔穿刺包1件，内有12号或16号带有乳胶管的胸腔穿刺针、小镊子、止血钳、5mL注射器及针头、50mL注射器、纱布、孔巾和换药碗，无菌试管数只（送常规、生化、细菌、病理标本等，必要时加抗凝剂）。

4. 操作步骤

(1) 体位：患者取坐位或半卧位，以清洁布巾盖住面部。

(2) 选取穿刺点：仔细叩出浊音界，选好穿刺点。目前，多在穿刺术前采用心脏超声定位，决定穿刺点、进针方向和进针距离。通常采用的穿刺点为剑突与左肋弓缘夹角处或心尖部内侧。

(3) 常规消毒局部皮肤：术者及助手均戴无菌手套、铺洞巾，根据选择的穿刺点和穿刺方向，自皮肤至心包壁层以 2% 利多卡因做逐层局部麻醉。

(4) 穿刺：术者持穿刺针穿刺。一般选择剑突下穿刺点，进针时应使针体与腹壁呈 30°～40°角，向上、向后并稍向左刺入心包腔后下部。选择心尖部进针时，根据横隔位置高低，一般在左侧第 5 肋间或第 6 肋间心浊音界内 2.0cm 左右进针，应使针自下而上，向脊柱方向缓慢刺入。也可在超声引导下确定穿刺点位置及穿刺方向。穿刺过程中感觉到针尖抵抗感突然消失时，提示穿刺针穿过心包壁层，如针尖感到心脏搏动，此时应退针少许，以免划伤心脏。

(5) 术者确认穿刺针进入心包腔后，助手立即用血管钳夹住针体并固定其深度，并沿穿刺针腔送入导丝，退出穿刺针，尖刀稍微切开穿刺点皮肤。沿导丝置入扩张管，捻转前进，扩张穿刺部位皮肤及皮下组织后，退出扩张管。沿导丝置入引流管，退出导丝，根据引流效果，适当调整引流管角度及深度，以保证引流通畅。

（6）固定引流管，接引流袋，缓慢引流，记录引流的液体量，并取一定量的标本送检。

（7）根据病情需要决定引流管保持的时间。拔出引流管后，盖消毒纱布、压迫数分钟，用胶布固定。

5. 注意事项

（1）严格掌握适应证：心包腔穿刺术有一定危险性，应由有经验的临床医师操作或指导，并应在心电监护下进行穿刺，较为安全。

（2）术前须进行心脏超声检查：确定液平段大小、穿刺部位、穿刺方向和进针距离，选液平段最大、距体表最近点作为穿刺部位，或在超声引导下进行心包腔穿刺抽液更为准确、安全。

（3）术前应向患者做好解释：消除顾虑，并嘱其在穿刺过程中切勿咳嗽或深呼吸。穿刺前半小时可服地西泮10mg或可待因30mg。

（4）麻醉要完善：以免因疼痛引起神经源性休克。

（5）第一次抽液量不宜超过 100～200mL，重复抽液可逐渐增至 300～500mL。抽液速度要慢，如过快过多，会使大量血液回心而导致肺水肿。

（6）如抽出鲜血，应立即停止抽吸，并严密观察有无心脏压塞症状出现。

（7）取下空针前应夹闭引流管，以防空气进入。

（8）术中术后均需密切观察呼吸、血压、脉搏等的变化。

七、心脏电复律与除颤

1. **电复律与电除颤的种类** 根据电复律时能否识别R波，分为同步电复律与非同步电除颤。

2. **适应证** 任何导致血流动力学障碍，而且药物不能及时有效控制的快速性心律失常，例如：心房颤动、心房扑动、室上性心动过速、室性心动过速、心室扑动或颤动。总的原则是，对于任何快速型的心律失常，如导致血流动力学障碍或心绞痛发作加重，药物治疗无效者，均应考虑电复律或电除颤。

3. **禁忌证** 下列情况不适用或需延期电复律。

（1）病情危急且不稳定，例如严重心功能不全或风湿活动，严重电解质紊乱和酸碱失衡；

（2）心房颤动发生前心室率显著缓慢，疑诊病态窦房结综合征者，或心室率可用药物控制，尤其是老年患者；

（3）洋地黄中毒引起的心房颤动；

（4）不能耐受预防复发的药物，如胺碘酮、普罗帕酮等。

4. **器械** 除颤仪及各种复苏设施，如吸氧、吸引器、急救箱、血压和心电监护设备。麻醉药物目前最常使用的是丙泊酚或咪达唑仑直接静脉注射。

5. 操作步骤

（1）患者仰卧硬板床，连接除颤器和心电图监测仪，选择一个 R 波高耸的导联进行示波观察。患者一旦进入理想的麻醉状态后，则充分暴露其前胸，并将两个涂有导电糊或裹有湿盐水纱布的电极板分别置于一定位置，导电糊涂抹适量，只要能使电极板和皮肤达到紧密接触，没有空隙即可。

（2）选择输出能量，电复律和电除颤的能量通常用焦耳（J）来表示，即能量(J)＝功率(W)×时间(S)。电能高低的选择主要根据心律失常的类型和病情（表 16-1）。

表 16-1　电复律和电除颤能量选择

心律失常	能量(J)
心房颤动	$100\sim200$
心房扑动	$50\sim100$
室上性心动过速	$100\sim150$
室性心动过速	$100\sim200$
心室颤动	$200\sim360$ 或 200（双向波）

（3）采用标准位（两个电极板分别放在前胸心尖部和胸骨右缘第 2、3 肋间）或前后位（两个电极板分别放在背部左肩胛下区和胸骨左缘第 3、4 肋间），两个电极板之间距离不少于 10cm，并有一定压力，将电极板与皮肤紧

密接触。

（4）再次确认同步性能正常后，充电到设定能量后放电转复。准备放电时，操作人员及其他人员不应再接触患者、病床以及同患者相连接的仪器，以免发生触电。

6. 注意事项

（1）转复成功后，观察心率、心律、血压和呼吸状况，请患者活动一下四肢和做伸舌动作，了解有无血栓栓塞。

（2）酌情静脉用药减少心律失常的复发。

（3）心室扑动或颤动患者，应纠正酸碱平衡紊乱，去除诱发因素。

（4）心房颤动患者，服用长期抗心律失常药，预防心房颤动复发，华法林抗凝治疗 4 周。

（王 东 张 贝）

第十七章　心血管内科常用检查正常值

一、心电图正常参考值

1.P 波　时间＜0.12s，电压＜0.25mV。

2.P-R 间期　时间 0.12～0.20s。

3.QRS 波群　时间 0.06～0.10s。RV_1＜1.0mV，RV_5 或 RV_6＜2.5mV，SV_1＜1.5mV；RV_1＋SV_5＜1.2mV，RV_5＋SV_1＜4.0mV（男），RV_5＋SV_1＜3.5mV（女）；RaVL＜1.2mV，RaVF＜2.0mV，RaVR＜0.5mV；R/S V_1＜1，R/S V_3＝1，R/S V5＞1。

4.Q 波　时间＜0.03s，电压＜1/4R。

5.ST 段　长度 0.10～0.16s，上抬＜0.1mV（V_1～V_3 可达 0.2～0.4mV），下移＜0.05mV

6.T 波　方向：与 QRS 主波方向一致，电压＞0.1mV 或 1/10 R，时间为 0.1～0.25s。

7.U 波　部位：T 波后 0.02～0.04s，方向与 T 波的方向一致。电压：肢体导联 0.1～0.15mV，V_2～V_3 可达 0.2～0.3mV。

8.Q-T 间期　0.32～0.44s。

二、心脏传导系统正常参考值

1. 窦房传导时间　成年人均值：108±22.6ms，多数<160ms。老年人均值：137±24ms，多数<180ms。

2. 文氏阻滞点　100～200bpm（多数>130bpm）；2∶1阻滞点：160bPm。

3. 窦房结有效不应期　330～430ms。

4. 心房不应期　相对不应期：240～370ms；有效不应期：230～360ms；功能不应期：240～270ms。

5. 房室结不应期　相对不应期：400～630ms；有效不应期：230～430ms；功能不应期330～500ms。

6. 希-浦系统相对不应期　430～480ms。

7. 右束支有效不应期　230～480ms。

8. 左束支有效不应期　200～450ms。

9. 心室有效不应期　170～290ms。

三、希氏束电图正常参考值

1. A波　30～85ms。

2. P-A间期　25～45ms。

3. A-H间期　60～130ms。

4. B-H间期　10～25ms。

5. H-V间期　35～55ms。

6. V波　70～115ms。

四、成人超声心动图正常参考值

单位 mm；D 代表舒张末期，S 代表收缩末期。

1. **房室内径**

（1）左心房前后径：男 21.9 ～ 40.3mm；女 21～38.6mm。

（2）左心室内径

① 舒张末期：男 36.9～54.5 mm；女 35～50.8 mm。

② 收缩末期：男 20.2～39.4mm；女 18.1～36.5mm。

（3）右心房长径：男 34.4～55.7mm；女 29.7～52.4mm。

（4）右心室流出道内径：男 14.2 ～ 32.8mm；女 13.4～31.10mm。

（5）左心室流出道内径：男 12.8 ～ 25.4mm；女 11.2～23.4mm。

2. **主动脉与肺动脉测值**

（1）主动脉瓣环内径：男 16.4 ～ 26.8mm；女 14.5～24.9mm。

（2）主动脉窦部内径：男 22.8 ～ 38mm；女 19.7～35.4mm。

（3）升主动脉近段内径：男 19.9 ～ 36.5mm；女 16.5～34.1mm。

（4）肺动脉主干内径：男 14.8 ～ 27.8mm；女 14.1～27.1mm。

（5）右肺动脉内径：男 7.4 ～ 20mm；女

6.8～18.6mm。

（6）左肺动脉内径：男 7.7 ～ 19.4mm；女
6.8～18.3mm。

3. 室壁厚度

（1）舒张末期左心室后壁厚度：男 6.2～11.8mm；
女 5.3～11.2mm。

（2）舒张末期室间隔厚度：男 5.9～11.8mm；女
5.2～11.0mm。

4. 各部位活动度

（1）左心室后壁振幅：男 12.0 ± 1.6mm；女
10.8±1.4mm。

（2）主动脉根部上升速度：男 41.2±6.6mm/s；女
34.4±8.9 mm/s。

（3）主动脉根部下降速度：男 72.0±6.7mm/s；女
60.3±3.9 mm/s。

（4）二尖瓣前叶活动幅度：男 23.17±0.57mm；女
21.94±3.86 mm。

（5）二尖瓣前叶 EF 下降速度：男 118.52 ±
23.80mm/s；女 112.73±28.40mm/s。

（6）主动脉瓣两瓣叶间开放总幅度：16～26（平均
19）mm。

5. 常用指标

（1）左室容积指数

① 舒张末期：男 70.2±6.1mL/m²；女 66.6±6.2mL/m²。

② 收缩末期：男 23.0±4.3mL/m²；女 21.0±3.8mL/m²。

(2) 每搏指数：男 47.2±4.7mL/m²；女 45.3±4.8mL/m²；均值 46.5±4.8 mL/m²。

(3) 射血分数：男 68.4±4.8%；女 68.8±4.5%；均值 68.5±4.7%。

6. 下腔静脉（剑下矢状切面）

(1) 前后径（吸气）：11.34±3.94mm（范围 3～20mm）。

(2) 前后径（呼气）：18.75±3.92mm（范围 10～29mm）。

7. 二尖瓣口面积　5.48±1.09cm²。

8. 左冠状动脉主干　左心短轴切面前后径 4.70±1.39mm（范围 2～6mm）。

9. 各瓣膜血流多普勒参数

(1) 二尖瓣口血流速度：0.41～1.26m/s。

(2) 三尖瓣口血流速度：0.28～0.88m/s。

(3) 主动脉瓣口血流速度：0.73～1.79m/s。

(4) 左心室流出道收缩期峰值流速：0.50～1.55m/s。

(5) 肺动脉瓣口血流速度：0.57～1.45m/s。

(6) 右心室流出道收缩期峰值流速：0.36～

1.18m/s。

五、血流动力学正常参考值

1. 压力参考值

（1）上腔静脉压：3～6mmHg。

（2）下腔静脉压：5～7 mmHg。

（3）中心静脉压：60～100cmH₂0。

（4）右心房压：0～6mmHg，平均压 8mmHg。

（5）右心室收缩压：15～26mmHg。

（6）右心室舒张压：0～5 mmHg。

（7）肺动脉压：平均压 10～18mmHg；收缩压 12～25mmHg；舒张压 4～13mmHg。

（8）肺动脉楔嵌压（平均压）：4.5～13mmHg，均值为 9mmHg。

（9）肺静脉压：4～8mmHg。

（10）左心房平均压：4～8mmHg。

（11）左心室收缩压：90～140 mmHg。

（12）左心室舒张压：0～10mmHg。

（13）主动脉平均压：90～95mmHg。

（14）主动脉收缩压：90～140mmHg。

（15）主动脉舒张压：60～90mmHg。

2. 心室负荷及心排血量

（1）左心室负荷量：80～110g·m。

（2）左心室负荷指数：$50\sim70g \cdot m/m^2$。

（3）右心室负荷：$10\sim15g \cdot m$。

（4）右心室负荷指数：$6\sim11g \cdot m/m^2$。

（5）每搏做功指数：$47\sim75g/（m^2 \cdot b）$。

（6）心脏排血指数：$2.6\sim4.0L/（min \cdot m^2）$。

（7）心输出量：$3.5\sim7L/min$；男 $6.44\pm0.32L/min$；女 $5.49\pm0.29L/min$。

（8）每搏输出量：$50\sim80mL/b$。

3. 血氧饱和度和血氧差

（1）动脉血氧饱和度：$0.94\sim1.00$（平均 0.97），即 $94\%\sim100\%$（平均 97%）。

（2）右心房与上腔静脉的血氧差 $<1.9Vol\%$。

（3）右心室与右心房的血氧差 $<0.9Vol\%$。

（4）肺动脉与右心室血氧差 $<0.5Vol\%$。

（5）动脉血含氧量 $20.85Vol\%$。

六、血常规

1. 血液

（1）总血量：$65\sim90mL/kg$。

（2）比重

① 全血：男 $1.054\sim1.062$；女 $1.048\sim1.059$。

② 血浆：$1.024\sim1.029$。

（3）渗透（量）压

① 血胶体渗透压：1.3 mmol/L（21±3mmHg）。

② 血晶体渗透压：280～310mmol/L。

2. 红细胞（RBC）

（1）红细胞数：男 $4.0\sim5.5\times10^{12}$/L；女（$3.5\sim5.0$）$\times10^{12}$/L。

（2）血红蛋白（Hb）：男 120～160g/L；女 110～150g/L。

（3）红细胞比容（PCV）：男 40%～50%；女 37%～48%。

（4）红细胞平均直径：7.33±0.29 μm。

（5）红细胞平均血红蛋白（MCH）：手工法 27～31pg。

（6）红细胞平均体积（MCV）：手工法 82～92fl；血细胞分析仪法 80～100fl。

（7）红细胞平均血红蛋白浓度（MCHC）：320～360g/L（32%～36%）。

（8）网织红细胞：0.005～0.015（0.05%～1.5%）。

（9）红细胞渗透性脆性试验：在 0.44%～0.47%（平均 0.45%）盐液内开始溶解，在 0.31%～0.34%（平均 0.32%）盐液内全部溶解。

3. 白细胞（WBC）

（1）白细胞数：$4.0\sim10.0\times10^{9}$/L。

（2）白细胞分类计数

① 中性粒细胞：0.5～0.7（50%～70%）；

② 嗜酸性粒细胞 0.005～0.03（0.5%～3%）；

③ 嗜碱性粒细胞 0.00～0.0075（0～0.75%）；

④ 淋巴细胞 0.2～0.4（20%～40%）；

⑤ 单核细胞 0.01～0.08（1%～8%）。

4. 血小板　数量（100～300）× 10^9/L（100000～300000/μL）。

5. 红细胞沉降率（血沉 ESR）　长管法（Westergren法）：男 0～15mm/h；女 0～20mm/h。

七、出凝血检查

1. 出凝血时间

(1) 出血时间（BT）：（6.9±2.1）min，超过 9 min 为异常。

(2) 凝血时间（CT）：硅管法，15～32min；塑料管法，10～19min；试管法，4～12min。

(3) 凝血酶原时间（PT）：Quik-期法，11～13s（80%～100%）。

(4) 凝血酶原消耗时间：＞20s 为消耗正常。

(5) 血块收缩时间：30～60min 开始回缩，18h 后明显收缩，24h 已完全收缩。

(6) 部分凝血活酶时间（APTT）：35～45s。

(7) 凝血酸时间：13～17s。

（8）复钙时间：1.5～3min。

2. 凝血试验

（1）凝血活酶生成试验：正常值在 4～6min 内，基质血浆凝固时间为 9～11s。患者标本与基质血浆混合后的最短时间比正常＞5s 表示不正常。

（2）简易凝血活酶生成试验：10～15s。

（3）全血凝块溶解试验：正常人在 24～48h 内不发生溶解。

（4）血浆鱼精蛋白副凝试验（3P 试验）：阴性。

（5）乙醇凝胶试验：阴性。

3. 纤维蛋白相关指标

（1）纤维蛋白溶酶活性：0～15％。

（2）纤维蛋白溶酶原：6.8～12.8U。

（3）纤维蛋白降解产物（FDP）定量测定

① 胶乳集法：4.69±1.75mg/L（4.69±1.75 ug/mL）；

② 简易法：＜1：8 滴度。

八、血生化

1. 全血指标

（1）葡萄糖：3.9～5.6mmol/L（70～100mg/dL）。

（2）肾脏功能相关指标

① 尿素：3.2～7.0mmol/L（19～42mg/dL）；

② 尿素氮：3.2～7.0mmol/L（9～20mg/dL）；

③ 非蛋白氮：14.3～25.0mmol/L（20～35mg/dL）；

④ 尿酸：119～238mmol/L（2～4mg/dL）；

⑤ 肌酐：88～177μmmol/L（1～2mg/dL）；

⑥ 肌酸：230～530μmmol/L（3～7mg/dL）；

⑦ 丙酮酸：45～140μmmol/L（0.4～1.23mg/dL）。

（3）酸碱代谢指标

① 氧分压：85～100mmHg；

② 二氧化碳分压：34～45 mmHg；

③ 碱剩余（BE）：±3mmol/L（±3mFq/L）；

④ 缓冲碱（BB）：42mmol/L（42mFq/L）；

⑤ 标准碳酸氢盐：25±3mmol/L（25±3mEq/L）；

⑥ 实际碳酸氢盐：24±2mmol/lL（24±2mEq/L）。

（4）游离血红蛋白：1～10mg/L（0.1～1.0mg/dL）。

2. 血浆指标

（1）二氧化碳结合力（CO_2-CP）：23～31mmol/L（50～70Vol%、23～31mEp/L）。

（2）丙酮：<334μmol/L（<21ng/dL）。

（3）纤维蛋白原：2～4g/L（0.2～0.4g/dL）。

（4）血浆肾素活性（每日摄入100mmol钠，60～100mmol钾，卧位）：0.82～2.05mol/L［1.0～2.5ng/（mL·h）］。

（5）血浆血管紧张素Ⅱ（每日摄入100mmol钠，

60～100mmol 钾，卧位）：10～30ng/L（10～30pg/mL）。

（6）前列腺素

① PGE：1.01～1.18nmol/L（355～415pg/mL）。

② PGF：0.35～0.44nmol/L（126～156pg/mL）。

（7）总皮质醇

① 上午 8～9 时：442±276nmol/L（16±10μg/dL）；

② 下午 3～4 时：221±166nmol/L（8±6μg/dL）。

（8）醛固酮（每日摄入 100mol 钠，60～100 mmol 钾）：卧位 0.22～0.34nmol/L（8～12ng/dL）。

（9）11-脱氧皮质醇：1.74～4.86nmol/L（0.061～0.17μg/dL）。

（10）皮质酮：上午 8 时，25.39±8.37nol/L（0.88±0.29μg/dL）。

（11）5-羟色胺：<1.36μmol/L（0.3μg/mL）。

（12）胰岛素（空腹）：5～25mU/L（5～25μU/mL）。

（13）肾上腺素（游离）：<480pmol/L（<88pg/mL）。

（14）多巴胺（游离）：<888pmol/L（136pg/mL）。

（15）去甲-3-甲氧肾上腺素：6.55±0.55（SE）nmol/L（1.2±0.1ng/mL）。

（16）促肾上腺皮质激素：放免法，8Am 25～100mg/L；6Pm 10～80ng/L。

（17）抗利尿素：放免法，1～10 μU/mL。

3. 血清指标

（1）电解质 钠 135～145mmol/L，钾 3.5～5.5mmol/L，钙 2.25～2.58mmol/L。无机磷 1.0～1.6mmol/L，铁 11～27mmol/L。铜 11～22 μmol/L，镁 0.8～1.2mmol/L，锌 7.65～22.95 μmol/L。氯化物：98～l06mmol/L。

（2）乳酸脱氢酶（LDH）：总量 150～450u。乳酸脱氢酶同工酶所占比例见表17-1。

表 17-1 乳酸脱氢酶同工酶所占比例

同工酶	圆盘电泳法	酯纤膜电泳法
LDH$_1$	0.327±0.046 (32.7%±4.6%)	0.24～0.34(24%～34%)
LDH$_2$	0.451±0.353 (45.1%±3.53%)	0.35～0.44(34%～44%)
LDH$_3$	0.185±0,0269 (18.5%±2.69%)	0.19～0.27(19%～27%)
LDH$_4$	0.029±0.0086 (2.9%±0.86%)	0～0.05(0～5%)
LDH$_5$	0.0084±0.0055 (0.859%±0.86%)	0～0.02(0～2%)

4. 血脂指标

（1）总脂：4.5～7.0g/L（450～700mg/dL）。

（2）胆固醇：2.8～6.0mmol/L（110～230mg/dL）。

（3）胆固醇脂：占总胆固醇的 0.70～0.75（70%～75%）。

（4）磷脂：1.7～3.2mmol/L（130～250mg/dL）。

（5）甘油三酯：0.23～1.24mmol/L（20～110mg/dL）。

（6）β脂蛋白：<7.0g/L（<700mg/dL）。

（7）低密度脂蛋白胆固醇：1.55～5.70mmol/L（60～220mg/dL）。

（8）高密度脂蛋白胆固醇：0.78～2.20mmol/L（30～85mg/dL）。

（9）高密度脂蛋白：男 0.4g/L（40mg/dL）；女 0.62g/L（62mg/dL）。

（10）未脂化脂肪酸：0.3～0.9mmol/L（8～25mg/dL）。

（11）脂蛋白电泳（醋纤膜法）：α蛋白 0.30～0.40（30%～40%）；β蛋白 0.60～0.70（60%～70%）。

（12）载脂蛋白

① 载脂蛋白 A：男 1.15～1.9g/L，女 1.15～2.2g/L；

② 载脂蛋白 B：男 0.7～1.6g/L，女 0.6～1.5g/L。

5. 普通蛋白类指标

（1）总蛋白：60～80g/L（60～8.0g/dL）。

（2）白蛋白：35～55g/L（3.5～5.58/dL）。

（3）球蛋白：20～29g/L（2.0～2.98/dL）。

（4）肌红蛋白：0.4～5.0mmol/L（5～85ng/dL）。

（5）血清黏蛋白：改良 Harris 法，20～40mg/L（2～4mg/L）；Winzler 法，0.4～0.9g/L（40～90mg/dL）。

6. 酶蛋白类指标

(1) 抗链球菌激酶：＜1：40。

(2) 抗透明质酸酶：＜1：2048。

(3) 肌酸磷酸激酶 (CPK)

① 测肌酸法：男＜50IU，女＜40IU，正常参考值范围 3.5～65IU；

② 测无机磷法：0～200U/dL。

(4) 谷草转氨酶 (AST/GOT)：Reitman 法 4～50U，King 法 44～l03U。

(5) 肌酸磷酸激酶同工酶：CPK-MM 接近 100%；CPK-MB＜8U；CPK-BB无。

(6) 血管紧张素Ⅰ转换酶：28.2～38.4U/ L。

(7) 血管紧张素转化酶 (激肽酶)：26100～56700U/ L (26.1～56.7U/mL)。

(8) DNA 多聚酶 (DNAP)：放射免疫技术＜25cpm。

(9) 抗链球菌溶血素 "O" 测定 (ASO)：＜500U。

7. 甲状腺相关指标

(1) 总甲状腺素 (TT$_4$)：65～155nmol/ L (50～120 μg/ L)。

(2) 总三碘甲状腺原氨酸 (TT$_3$)：1.23～3.08nmol/ L (0.8～2 μg/ L，80～200ng/ L)。

(3) 游离甲状腺指数 (FT$_4$I)：2.23～7.10。

(4) 游离甲状腺素 (FT$_4$)：32.5±6.5pmol/L (25±

5mg/ L)。

(5) 游离三碘甲状腺原氨酸（FT_3）：6.16pmol/L（4ng/L，400pg/dL）。

(6) 3,3′,5′-三碘甲状腺原氨酸（rT_3）：0.56～0.88nmol/ L（36.4～57.4ng/dL）。

(7) 有效甲状腺素比值（ETR）：0.93～1.12。

九、免疫学检查

1. 免疫球蛋白定量

(1) IgG：6～16g/L（600～1600mg/dL）。

(2) IgA：0.2～5.08g/ L（20～500mg/dL）。

(3) IgM：0.6～2.0g/L（60～200mg/dL）。

(4) IgD：1～48g/L（0.1～0.4mg/dL）。

(5) IgE：0.1～0.9g/L（0.01～0.09mg/dL）。

2. 补体活性

(1) 血清总补体活性：3000～40000CH_{50}U（30～40CH_{50}U/mL）。

(2) 血清补体 C_3：0.8～1.6g/L（0.8～1.6mg/mL）。

(3) 血清补体 C_4：0.4～0.7g/ L（0.4～0.7mg/mL）。

3. 免疫试验

(1) E 玫瑰花结形成率：0.4～0.7（40%～70%）。

（2）EA 玫瑰花结形成率：0.15～0.30（15%～30%）。

（3）淋巴细胞转化率：0.60～0.75（60%～75%）。

（4）白细胞粘附抑制试验：粘附细胞数为 0.40～0.85（40%～85%），实验管与对照管相差＜0.30（30%）。

（5）巨噬细胞吞噬率：0.6277±0.0133（62.77%±1.33%）。

（6）巨噬细胞吞噬指数：1.058±0.049。

（7）抗核抗体：①免疫荧光定性，阴性；②免疫荧光滴度法，＜1:80。

（8）二硝基氯苯（DNCB）斑贴试验：阳性。

（9）双链酶（SD-SK）皮内试验：阳性。

（10）植物血凝素（PHA）皮内试验：阳性。

十、成人心腔和大血管多普勒血流速度、频移幅度

成人心腔和大血管多普勒血流速度、频移幅度见表 17-2。

表 17-2　成人心腔和大血管多普勒血流速度、频移幅度

部位	血流速度（m/s）	频移幅度（KHz）
二尖瓣口	0.6～1.1	3～5
三尖瓣口	0.5～0.8	2～4
主动脉瓣口	0.8～1.4	4～7
肺动脉瓣口	0.7～1.2	3～6

部位	血流速度（m/s）	频移幅度（KHz）
肺动脉总干	0.3～1.0	2～5
房间隔	<0.2	<1

十一、血液流变学正常参考值

1. 全血比黏度　男 3.35～4.35；女 2.95～3.75。

2. 红细胞比容　男 0.42～0.49（42％～49％）；女 0.37～0.43（37％～43％）。

3. 全血还原黏度　6.35～7.65。

4. 血浆比黏度　1.42～1.68。

5. 红细胞电泳　14.5～16.3s。

6. 血沉方程 K 值　10.4～66.4。

7. 血小板粘附率　0.245～0.455（24.5％～45.5％）。

8. 红细胞刚性指数　男 3.26～3.98；女 2.90～3.74。

9. 体外血栓　长度 8.86～24.86mm；湿重 28.7～63.7mg；干重 12～34mg。

（乔令艳 李 磊）